高新技术科普丛书（第4辑）

有的放矢攻癌魔

——精准医学技术与应用

主编　黄建强　龚　伟

U0263177

SPM 南方出版传媒
广东科技出版社 | 全国优秀出版社
·广　州·

图书在版编目（CIP）数据

有的放矢攻癌魔：精准医学技术与应用/黄建强，龚伟主编.—广州：广东科技出版社，2017.10

（高新技术科普丛书.第4辑）

ISBN 978-7-5359-6791-6

Ⅰ.①有… Ⅱ.①黄…②龚… Ⅲ.①癌—诊疗—普及读物

Ⅳ.①R73-49

中国版本图书馆CIP数据核字（2017）第208045号

有的放矢攻癌魔——精准医学技术与应用

Youdifangshi Gong'aimo——Jingzhun Yixue Jishu yu Yingyong

责任编辑：刘 耕 区燕宜
装帧设计：柳国雄
责任校对：吴丽霞
责任印制：彭海波
出版发行：广东科技出版社
　　　　　（广州市环市东路水荫路11号　邮政编码：510075）
http：//www.gdstp.com.cn
E-mail：gdkjyxb@gdstp.com.cn（营销）
E-mail：gdkjzbb@gdstp.com.cn（编务室）
经　　销：广东新华发行集团股份有限公司
印　　刷：广州市岭美彩印有限公司
　　　　　（广州市荔湾区花地大道南海南工商贸易区A幢　邮政编码：510385）
规　　格：889mm×1 194mm　1/32　印张5　字数120千
版　　次：2017年10月第1版
　　　　　2017年10月第1次印刷
定　　价：26.80元

《高新技术科普丛书》（第 4 辑）编委会

本套丛书的创作和出版由广州市科技创新委员会、广州市科技进步基金会资助，由广东省科普作家协会组织编写、审阅。

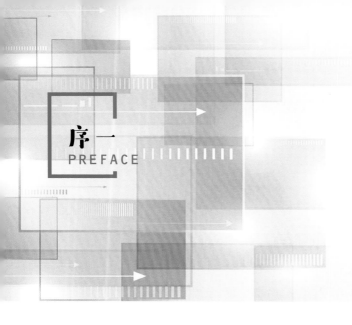

序一
PREFACE

　　精彩绝伦的广州亚运会开幕式，流光溢彩、美轮美奂的广州灯光夜景，令广州一夜成名，也充分展示了广州在高新技术发展中取得的成就。这种高新科技与艺术的完美结合，在受到世界各国传媒和亚运会来宾的热烈赞扬的同时，也使广州人民倍感自豪，并唤起了公众科技创新的意识和对科技创新的关注。

　　广州，这座南中国最具活力的现代化城市，诞生了中国第一家免费电子邮局，拥有全国城市中位列第一的网民数量，广州的装备制造、生物医药、电子信息等高新技术产业发展迅猛。将这些高新技术知识普及给公众，以提高公众的科学素养，具有现实和深远的意义，也是我们科学工作者责无旁贷的历史使命。为此，广州市科技和信息化局（广州市科技创新委员会）与广州市科技进步基金会资助推出《高新技术科普丛书》。这又是广州一件有重大意义的科普盛事，这将为人们提供打开科学大门、了解高新技术的"金钥匙"。

　　丛书内容包括生物医学、电子信息以及新能源、新材料等三大板块，有《量体裁药不是梦——从基因到个体化用药》《网事真不如烟——互联网的现在与未来》《上天入地觅"新能"——新能源和可再生能源》《探"显"之旅——近代平板显示技术》《七彩霓裳新光源——LED与现代生活》以及关于干细胞、生物导弹、分子诊断、基因药物、软件、物联网、数字家庭、新材料、电动汽车等多方面的图书。

我长期从事医学科研和临床医学工作，深深了解生物医学对于今后医学发展的划时代意义，深知医学是与人文科学联系最密切的一门学科。因此，在宣传高新科技知识的同时，要注意与人文思想相结合。传播科学知识，不能视为单纯的自然科学，必须融汇人文科学的知识。这些科普图书正是秉持这样的理念，把人文科学融汇于全书的字里行间，让读者爱不释手。

丛书采用了吸收新闻元素、流行元素并予以创新的写法，充分体现了海纳百川、兼收并蓄的岭南文化特色。并按照当今"读图时代"的理念，加插了大量故事化、生活化的生动活泼的插图，把复杂的科技原理变成浅显易懂的图解，使整套丛书集科学性、通俗性、趣味性、艺术性于一体，美不胜收。

我一向认为，科技知识深奥广博，又与千家万户息息相关。因此科普工作与科研工作一样重要，唯有用科研的精神和态度来对待科普创作，才有可能出精品。用准确生动、深入浅出的形式，把深奥的科技知识和精邃的科学方法向大众传播，使大众读得懂、喜欢读，并有所感悟，这是我本人多年来一直最想做的事情之一。

我欣喜地看到，广东省科普作家协会的专家们与来自广州地区研发单位的作者们一道，在这方面成功地开创了一条科普创作新路。我衷心祝愿广州市的科普工作和科普创作不断取得更大的成就！

中国工程院院士　钟南山

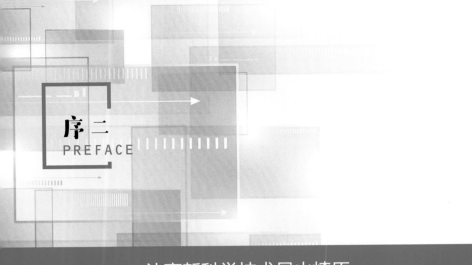

让高新科学技术星火燎原

21世纪第二个十年伊始,广州就迎来喜事连连。广州亚运会成功举办,这是亚洲体育界的盛事;《高新技术科普丛书》面世,这是广州科普界的喜事。

改革开放30多年来,广州在经济、科技、文化等各方面都取得了惊人的飞跃发展,城市面貌也变得越来越美。手机、电脑、互联网、液晶大屏幕电视、风光互补路灯等高新技术产品遍布广州,让广大人民群众的生活变得越来越美好,学习和工作越来越方便;同时,也激发了人们,特别是青少年对科学的向往和对高新技术的好奇心。所有这些都使广州形成了关注科技进步的社会氛围。

然而,如果仅限于以上对高新技术产品的感性认识,那还是远远不够的。广州要在21世纪继续保持和发挥全国领先的作用,最重要的是要培养出在科学领域敢于突破、敢于独创的领军人才,以及在高新技术研究开发领域勇于创新的尖端人才。

那么,怎样才能培养出拔尖的优秀人才呢?我想,著名科学家爱因斯坦在他的"自传"里写的一段话就很有启发意义:"在12~16岁的时候,我熟悉了基础数学,包括微积分原理。这时,我幸运地接触到一些书,它们在逻辑严密性方面并不太严格,但是能够简单明了地突出基本思想。"他还明确地点出了其中的一本书："我还幸运地从一部卓越的通俗读物（伯恩斯坦的《自然科学通俗读本》）中知道了整个自然领域里的主要成果和方法，这部著作几乎完全局限于定性的叙述，这是一部我聚精会神地阅读了的著作。"——实际上，除了爱因斯坦以外，有许多著名科学家（以至社会科学家、文学家等），也都曾满怀感激地回忆过令他们的人生轨迹指向杰出和伟大的科普图书。

由此可见，广州市科技和信息化局（广州市科技创新委员会）与广州市科技进步基金会，联袂组织奋斗在科研与开发一线的科技人员创作本专业的科普图书，并邀请广东科普作家指导创作，这对广州今后的科技创新和人才培养，是一件具有深远战略意义的大事。

这套丛书的内容涵盖电子信息、新能源、新材料以及生物医学等领域，这些学科及其产业，都是近年来广州重点发展并取得较大成就的高新科技亮点。因此这套丛书不仅将普及科学知识，宣传广州高新技术研究和开发的成就，同时也将激励科技人员去抢占更高的科技制高点，为广州今后的科技、经济、社会全面发展做出更大贡献，并进一步推动广州的科技普及和科普创作事业发展，在全社会营造出有利于科技创新的良好氛围，促进优秀科技人才的茁壮成长，为广州在 21 世纪再创高科技辉煌打下坚实的基础！

中国科学院院士　张景中

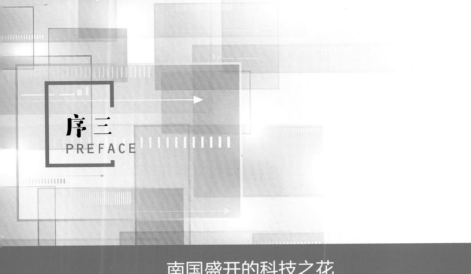

南国盛开的科技之花

　　"不经一番寒彻骨，怎得梅花扑鼻香。"2016年是不平凡的一年，这一年凛冽的冷空气，让广州下起了百年难得一遇的"雪"，为我们呈现了一朵朵迎春盛开的科技之花。

　　"忽如一夜春风来，千树万树梨花开。"伟大的改革开放以来，广州在政治、经济、文化等方面都取得了迅速的发展，获得了骄人的成绩。城市面貌焕然一新，天上是晴空万里的"广州蓝"，高处是摩天高楼，地上是车水马龙，地下是地铁网络。高新技术的发展和应用，使人们的生活越来越美好，工作越来越便捷，生活也有滋有味，戴的是可穿戴设备，吃的是可追溯来源的安全食品，用的是3D打印科技，看的是新媒体技术，还有网络安全和精准医学为我们的生活保驾护航。

　　对于高新技术的认识来源，可以是多方面的，但普及高新技术的目的是在于促进多领域跨学科的合作交流，特别是要启发广大青少年投身于高新技术行业。因此，要在21世纪继续保持和发挥科技创新的领导作用，要广泛开展科普活动，发挥地区和人才优势，传播科学知识，介绍科技动态，既要深入，更要浅出，激发青少年学习兴趣。

　　"万点落花舟一叶，载将春色过江南。"由广州市科技创新委员会、广州市科技进步基金会资助，广东省科普作家协会组织编写、审阅的这套大型科普丛书，由各领域专业人才编写，选题为广大人民群众感兴趣的科技话题，紧扣当今新闻热点，内容丰富，语言生动，案例真实，兼顾了可读性、趣味性和实用性。这套科普丛书的出版，对于贯彻《全民科学素质行动计划纲要实施方案（2016—2020年）》，强化公民科学素质建设，提升人力资源质量，助力创新型国家建设和全面建成小康社会，具有非常重大的意义。

"活水源流随处满，东风花柳逐时新。"祝愿广大读者能收获科技财富带来的精神喜悦，祝愿南国广州的科技之花永远盛开！

中国工程院院士　钟世镇

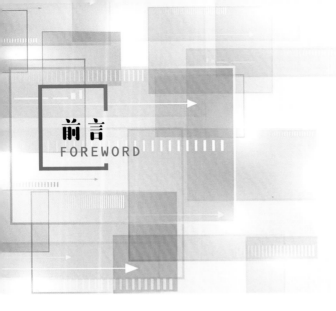

前言
FOREWORD

　　2015年年初，美国总统贝拉克·侯赛因·奥巴马在国情咨文中宣布启动"精准医学计划"，精准医学这一概念随即在全球引发共同关注，中国医学界也对此进行深入的解读与探讨。

　　两年过去了，精准医学的学术定义、临床模式、医学研究、数据支持、产业升级等各方面都有了进一步的发展。精准医学在中国学界的沟通交流与探索下，依托基因组数据与基因检测技术，逐步推进医疗技术精准化的进程。医疗技术的精准化进程没办法离开医疗技术电子化普及这一客观物质基础，依托着国内近两年"互联网＋"的浪潮，医疗系统也逐渐意识到电子技术对于精准医学的重要性，互联网技术的普及使得基层医院能够拥有大医院的经验，数字化分析及与大医院的联网沟通使得基层医院降低误诊率成为可能。在医学影像技术方面，人工智能对于病灶的筛选分析更是表现出了优异的成绩。同时从另一方面，互联网技术的普及，基层医院的参与也使得精准医学能够获得更多样化的病例数据，通过扩大研究样本量，集中分析处理病例数据与环境数据，能够进一步提升医学研究水平。

　　在这个谈"癌"色变的时代，精准医学的出现正好为我们抵御癌症提供了针对性的"武器"。从普通百姓和病患者层面来说，精准医学能够为每位患者提供个体化的诊断、治疗、预后方案。依托已有的医学研究结果，可以对普通人是否有患癌可能或者患哪种癌的潜在可能进行针对性的指导建议；对患者则能进行针对性治疗，从而降低患者的医疗费用，缩短患者的治疗时间，加快患者的痊愈速度，为患者创造更为和善高效的治疗环境。从医院及医学研究层面讲，精准医学通过对每个患者个体的信息采集进行集中的数据分析，更有利于对疾病的研究，为有需要的科研项目招募参与者，加快临床药物实验的研发进程，有助于医疗资源与社会资源的调配与利用。对于已经攻克的疾病能够降低误诊率，对于尚未出现治疗方案的疾病，能够集思广益使医疗技术得以发展进步，顽疾得以攻克。从这一角度而言，精准医学的出现，为寻找癌症的成因及癌症的治愈提供了可能路径。

　　本书编者均为医院一线工作人员，精准医学方兴未艾，已为他们的工作带来良多助益，在这样的背景下，本书编者希望能够用朴实简洁、深入浅出的文字，让普罗大众了解"精准医学"这四个字背后的故事，了解"精准医学"的概念及原理，"精准医学"对于患者的治疗作用、对于医生行医的协助作用、对于医学研究的促进作用、对于医疗体系的助益作用，并期望在成熟状态下的"精准医学"对于提高社会资源的利用率有积极的推动作用，对社会各界共同实现健康中国宏伟规划产生积极的影响。

目录

CONTENTS

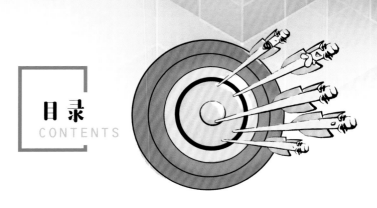

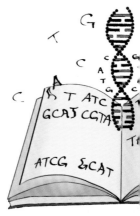

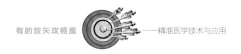

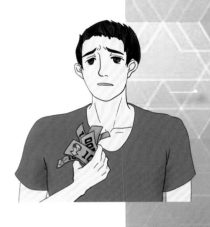

一 精准医学，看病不再"大海捞针"

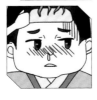

1 两位女士的体检记

A 女士体检记

A 女士今天要去做常规体检，单位给员工们安排的，一年一次。她从昨晚就开始做准备了。因早晨要抽血检查肝功能，要求空腹，从昨晚8：00 开始到今天早晨，她就没吃东西，只喝了 100 毫升的水。

早上 8：30 来到了体检中心，"天哪，已经这么多人了。"在前台拿了一份体检项目表，A 女士的体检就正式开始了。

项目不少，可每个项目都要重新排号。

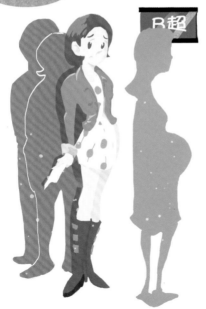

天啊，
已经这么多人了。

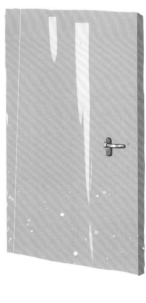

B超

项目　　　　　　　　指标

科室检查

项目	指标
内科	心率、心音、肺部听诊、肾脏叩诊……
一般检查	**身高、体重、血压**
外科	**浅表淋巴结、甲状腺、乳房……**
妇科检查	**阴道、宫颈、子宫……**
白带常规	白带清洁度、念珠样菌、滴虫
宫颈TCT	宫颈TCT

实验室检查

项目	指标
血常规	白细胞计数、红细胞计数、血红蛋白……
尿常规	尿酸碱度、尿比重、尿白细胞……
肝功三项	谷丙转氨酶、谷草转氨酶、谷氨酰转肽酶
肾功三项	尿素氮、肌酐、尿酸
空腹血糖	空腹血葡萄糖
血脂四项	总胆固醇、高密度脂蛋白胆固醇……

医技检查

项目	指标
腹部彩超	**肝、胆、胰、脾、双肾**
子宫、附件彩超	**子宫、附件**
乳腺彩超	**乳腺**

先从抽血开始吧。已经有好多人在抽血处排队等候，A 女士等了 3 分钟，听到了护士叫她手中的号码，"还好没等太久。"她轻松地想。

"抽完血，可以先吃早饭，然后去 2 楼检查其他项目。"体检中心的人告诉 A 女士。

走到 2 楼，打算先去做妇科 B 超检查。走到 B 超室门口，先取号，号码单显示为 41，前面有 40 人在排队。"这么多人，得排到什么时候啊！不如先去吃早饭，才有力气等啊。"

美美地吃完早饭，回到 B 超室门口，这时，护士在门口通知："妇科 B 超检查需要憋尿，要尿很急时才能进去检查哦。"

而 A 女士此时刚刚去过洗手间啊！这……狂喝水重憋尿吧！

于是，她一边一杯杯地喝水等尿意重来，一边去做其他的检查项目，把体重、身高、血压、眼科、外科、妇科检查都查了个遍，这时尿有点急了，可是，前面还有 10 个人呢！

"还没轮到我，可我有点想上洗手间了"，她去问护士怎么办，护士告诉她，大家都在排队等，没有办法，要不先去排尿，做尿常规检查，然后再重新憋尿，等妇科 B 超吧。

已经等了 1 个多小时了，A 女士已经有些烦躁了，可是，要是再重新喝水憋尿，又不知道要等多久，再忍忍吧！

还好，还剩下 2 个人的时候，这两个人都不急，可以让她优先检查了。

憋着尿查完了妇科 B 超，A 女士直接就窜进洗手间了。等全部搞定，A 女士一看，已经 12∶00 了。

一次体检，要准备大半天的时间。生活中，有不少跟 A 女士相同经历的人，本来体检是好事，可偏偏一提起体检，头就要大一圈。

一个月后，A 女士收到了体检报告，没啥大毛病，这下她放心多了。

B 女士体检记

B 女士，是某大公司的白领，生活环境优渥，可是与其他女性不同，有一个阴影一直萦绕在她的心头——B 女士的母亲是乳腺癌患者，除了她母亲以外的四个姐妹中，还有一个也得了乳腺癌。

因为家族中存在着乳腺癌患者，B 女士从很年轻的时候就一直坚持体检，由医生进行身体检查。随着精准医学的发展，对 B 女士这样的情况，医生又有了新武器。这不，在最近一次的体检中，考虑到 B 女士的家族史，医生建议她进行基因检测，来看看她是否携带癌症基因。

基因检测听起来蛮"高大上"，其实操作起来很简单，只取血液、唾液或口腔上皮细胞就行了，不用在各个检查室来回跑，也省去了类似"憋尿"的烦琐。

跟 A 女士相比，B 女士的"新式体检"轻松多了，体检过程几分钟就完成了。而且，跟常规体检"大海捞针"不同，基因检测的检测项目和结果更加精准，可以针对某个人，检测出他可能会患有哪种疾病。

延 伸 阅 读

目前的常规体检套餐，都是由医院或体检机构提供，每个人检查的项目几乎都一样，并不能做到"量身定做"，但是随着医学的进步，精准地检查对自己最有威胁的疾病已经成为可能。

看病、治病、防病不是千篇一律，而是要针对不同人，更精准地揪出潜在的健康威胁，更精准地用药、制定治疗方案，更精准地预防对于不同个体来说容易高发的疾病。

② "你是唯一"，就是精准医学

"全面检查"时代，快落伍了

很多人都有这样的经历，当去医院看病时，医生会详细地询问病史，拿起听筒在胸前听听，在后背听听，摸摸肝大不大，再开几张化验单去检查。

的确，长期以来，医生主要依据病史、症状、体征等对患者的疾病进行初步判定，然后再通过一些辅助检查，帮助医生证明他的初步诊断是对是错。

这些检查项目有很多，包括生物化学检验（血、尿常规）、免疫学检验（乙肝两对半）、血液学检验（血型分析）、病理学检验（肿瘤病理切片）、微生物学检验（细菌培养鉴定）、物理学检查（B超、X线）等。

即使检查项目如此全面，但由于受多种因素的影响，检查结果可能并不精准，不足以让医生轻易下结论。这就容易导致漏诊或误诊。

比如感冒发烧了，能引起发烧的病毒就有十余种，还有不少为细菌引起。如果只做了细菌培养，那就容易忽略了病毒这个病因；如果只做了几种病毒的检查，而引起这个患者感冒的病毒，偏偏不在此列，就很容易误诊。

另外，有些人察觉到身体很不舒服，去医院检查时，可能已经到了疾病的中晚期，这在癌症患者中并不少见。疾病在我们身体上的体现，有如一座冰山，露出水面的，是我们能觉察到的症状，而大部分危险都潜伏在水下，是我们尚未发现，看不见的，无法预测的。

因此，传统的方法不能满足临床对疾病早期诊断、早期治疗的需求。于是，人们一直在盼望找到一种技术，在疾病一旦发生，甚至尚未出现症状，检查结果指标也显示正常之时，就能准确、快速地做出诊

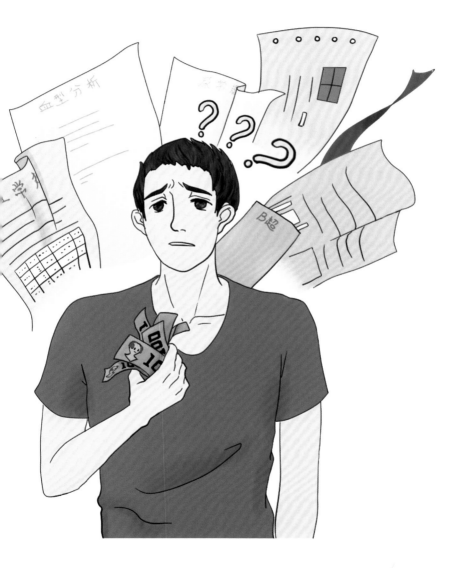

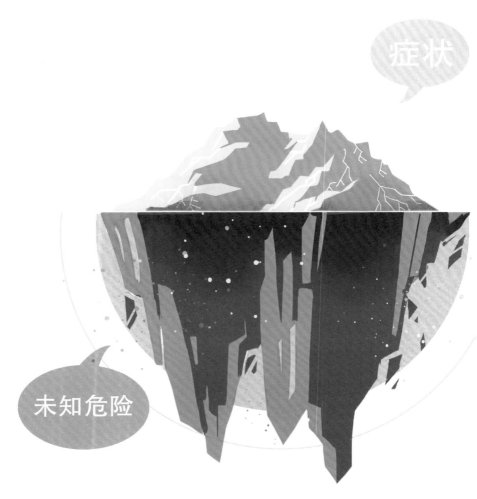

断，即深入水下，让我们提前看见藏在水下的冰山。

都是流鼻涕，怎么用的药不一样？

前阵子，李太太因工作比较辛苦，又赶上天气变化无常，一会儿冷一会儿热，结果几天过去，她开始头痛、流鼻涕、打喷嚏，并发起高烧，难受得不行。吃了退烧药阿司匹林，又好好休息了几天，烧就退了，感冒也好了。

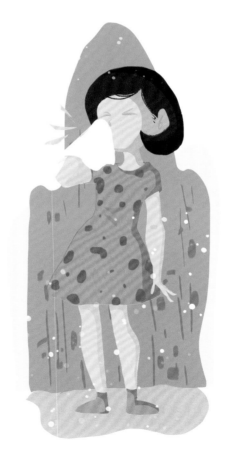

最近，工作繁忙、经常加班的李先生也感冒了，头痛、嗓子痛得厉害，而且又发烧了。由于要马上出差，他自行吃了阿司匹林，想早点退烧，可是，丝毫不起作用，头痛、嗓子痛照旧，烧也没退。最后不得不去医院看病，检查结果显示，他的感冒是病毒感染引起的。医生给开了抗病毒的药，而不是家里有的消炎药。

他纳了闷，为什么太太感冒吃阿司匹林就能好，我吃就没效果呢？

医生告诉他，他是病毒感染引起的感冒，他太太的感冒是细菌感染引起的。消炎药就是抗生素，是消灭细菌用的，对付他的病毒性感冒，当然没效果了。

别看都是流鼻涕，病因不一样，用的药就不一样。

同一种症状，不同的病因

可见，光靠症状判断用什么药，是不靠谱的。要经过医学检查，才能明确病因。

不光是流鼻涕，头痛、腰痛、肚子痛，都有非常多的原因引起，采用粗糙的自诊办法，是要耽误病情的。所以，看似是"同病相怜"，别人吃的药，未必适合你。

所以，看病、吃药、治疗得"私人订制"。冯小刚导演的贺岁电影《私人订制》票房大卖，生日聚会可以私人订制，婚礼可以私人订制。而现实生活中，家具、装修、出门旅行，私人订制正在风靡，制订的方案因人而异，具体情况可以具体分析，所以备受人们喜欢。

若要落实到看病上，这个私人订制，讲究的是精准抓住病因，而不是有病乱投医。

"对症下药"太粗糙，"对因下药"更精准

大家都看过《动物世界》吧，随着旱季的到来，西非大草原上成群结队的斑马开始了它们的迁徙之旅，我们一眼望去每匹斑马都是一样的。

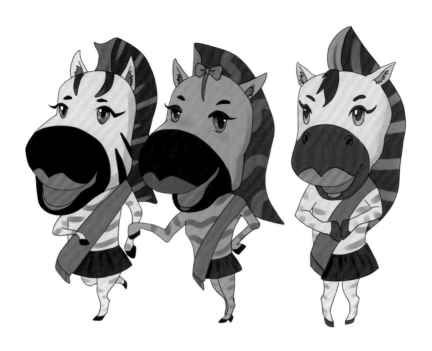

　　但是，当你有机会近距离接触斑马，你就会发现，每匹斑马身上的纹路，甚至颜色都是各不相同的，每匹斑马身上的斑纹，都是唯一的。

　　精准医学的核心也是如此，每一个患者、每一个个体他们都是唯一的。精准医学的目标就是要为每个患者，量身打造出最优的治疗方案，使疗效最大化和副作用最小化。

　　精准医学可以将一个人的遗传因素、检查指标等，与他所处的环境、日常饮食习惯等结合起来，进行综合考虑，进而对一个人的健康状况以及疾病状态，做出精准地判断，实现精准地诊断。

　　用什么药，用多少量，都可以做到精准

　　有了精准医学，在诊断后用药的针对性也更强，患者将得到最合适的治疗和药物，并在最佳剂量和最小副作用，以及最精准用药时间的前提下用药。

例如，对于某些肺血栓栓塞症的患者，需要服用抗凝药物华法林，但是华法林的剂量往往难以把握，剂量太大引发出血，太小则没有作用。

而通过华法林的药物基因学检测，只需要几毫升血，医生和药剂师就会得知适合患者的剂量，或者选择其他有效安全的抗凝药。

又比如，著名的《科学》杂志曾刊登了这样一个病例：美国一对龙凤胎出生后就患上了遗传性的肌无力，这种病会使人失去活动能力。孩子的父亲是从事生物技术工作的，检测孩子和全体家人的基因，结果发现，两个孩子患多巴胺分泌系统障碍，属于基因缺陷。

针对这个结论，两个孩子补充了所需的多巴胺类药物，现在，他们已经能够正常地学习和生活了。

由此可见，精准医学将正确的患者、正确的诊断、正确的剂量、正确的药物带进疾病个体化治疗的崭新时代。

 延 伸 阅 读

　　早在 2004 年，在国际上享有盛名的《新英格兰医学》杂志发表了一篇重要论文，描述了一名癌症患者的治疗过程，没有采取放疗、化疗、手术等杀伤面、杀伤力都很大的措施，而是用基因测序的方法找到患者基因突变的靶标，从而有针对性地采取靶向药物治疗，对癌细胞完成了"精确打击"，不仅提高了疗效，还最大限度地减轻了患者的痛苦和医疗费用。

这被视为是对精准医学的最早论述，为人们展示了精准医学的新模式。

2015 年 1 月，美国总统奥巴马在国情咨文演讲中，正式提出了"精准医学计划"，并于 2016 年投入 2.15 亿美元财政预算，"以引领一个医学时代"，并将采集逾百万名志愿者的基因信息，作为研究对象。这立即引起了全世界对基因检测和精准医学的关注。

针对这一新的医学模式，美国国立卫生研究院（NIH）将其定义为：精准医学是一门将个人基因特征、生存环境以及个体生活习惯等纳入考虑而进行疾病诊断以及治疗的医学。

简单说，精准医学是根据患者特征"量体裁衣"，制定个体化的精确治疗方案。

医疗模式的转变

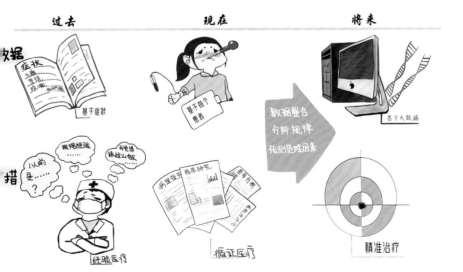

过去　　　现在　　　将来

古代中医，治病讲究"因人而异"

华佗是东汉末年著名的医学家，他精通内、外、妇、儿、针灸各科，医术高明，诊断准确，在我国医学史上享有很高的地位。华佗诊病时，能够根据不同的情况，开出不同的药方。

有一次，州官倪寻和李延一同到华佗那儿看病，两人诉说的病症相同，头痛发热。华佗分别给两人诊了脉后，给倪寻开了泻药，给李延开

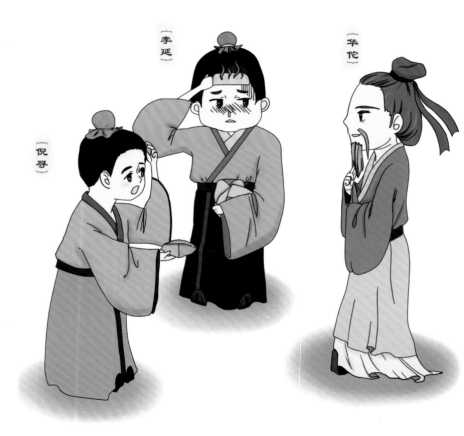

了发汗的药。两人看了药方，感觉非常奇怪，问："我们两人的症状相同，病情一样，为什么吃的药却不一样呢？"

华佗解释说："你俩相同的，只是病症的表象，倪寻的病因是由内部伤食引起的，而李延的病却是由于外感风寒，着了凉引起的。两人的病因不同，我当然是对症下药，给你们用不同的药治疗了。"

倪寻和李延服药后，没过多久，病就全好了。

东汉时期的医学家华佗能对症下药，张仲景则在《伤寒杂病论》里提出了辨证论治，指出每个病例要有不同的客观治疗方法，"辨证论治"可谓中国传统医学中精准医学思想的雏形。

我国传统医学，将人分为 9 种体质，看病时通过"望闻问切"，先判断体质，再开药治病。

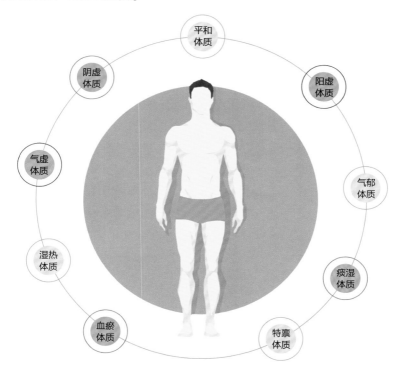

小知识

了解9种体质特征

（1）平和体质。平和体质是正常体质，这类人体形匀称健壮，面色、肤色润泽，头发稠密有光泽，目光有神，唇色红润，不易疲劳，精力充沛，睡眠、食欲好，大小便正常，性格随和开朗，患病少。

（2）阳虚体质。阳虚体质的人，肌肉不健壮，时感手脚发凉，胃脘部、背部或腰膝部怕冷，衣服比别人穿得多，夏天不喜吹空调，喜欢安静，吃或喝凉的东西不舒服，容易大便稀溏，小便颜色清而量多。性格多沉闷、内向。

（3）阴虚体质。阴虚体质的人，体形多瘦长，经常感到手、脚心发热，脸上冒火，面颊潮红或偏红，耐受不了夏天的暑热，常感到眼睛干涩，口干咽燥，总想喝水，皮肤干燥，性情急躁，外向好动，舌质偏红，苔少。

（4）湿热体质。湿热体质的人，面部和鼻尖总是油光发亮，脸上容易生粉刺，皮肤容易瘙痒。常感到口苦、口臭或嘴里有异味，大便黏滞不爽，小便有发热感，尿色发黄，女性常带下色黄，男性阴囊总是潮湿多汗。

（5）气虚体质。气虚体质的人，经常感觉疲乏、气短、讲话的声音低弱、容易出汗、舌边有齿痕。容易感冒，生病后抗病能力弱且难以痊愈，还易患内脏下垂比如胃下垂等。

（6）气郁体质。气郁体质的人，体形偏瘦，常感闷闷不乐、情绪低沉，容易紧张、焦虑不安，多愁善感，感情脆弱，容易感到害怕或容易受到惊吓，常感到乳房及两胁部胀痛，常有胸闷的感觉，经常无缘无故地叹气，咽喉部经常有堵塞感或异物感，容易失眠。神情抑郁、忧虑脆弱。

（7）血瘀体质。血瘀体质的人，面色、嘴唇颜色偏暗，舌下的静脉瘀紫。皮肤比较粗糙，有时在不知不觉中会出现皮肤瘀青。眼睛里的红血丝很多，刷牙时牙龈容易出血。容易烦躁、健忘、性情急躁。

（8）痰湿体质。痰湿体质的人，体形肥胖，腹部肥满而松软，容易出汗。经常感觉肢体酸困沉重、不轻松。脸上经常一层油，嘴里常有黏黏的或甜腻的感觉，嗓子老有痰，舌苔较厚，性格比较温和。

（9）特禀体质。特禀体质的人是一类体质特殊的人。有的即使不感冒也经常鼻塞、打喷嚏、流鼻涕，容易患哮喘。容易对药物、食物、气味、花粉、季节过敏，有的皮肤容易起荨麻疹，皮肤常因过敏出现紫红色瘀点、瘀斑，皮肤常一抓就红，并出现抓痕。

 延 伸 阅 读

精准医学在中国

　　华佗对症下药，可谓中国传统医学中精准医学思想的雏形。进入现代医学以来，我国早在20世纪初就开始关注精准医学，2006年首先提出了精准外科的概念，得到了国内、国际医学界的认可。精准医学可以通过精密仪器、生命科学等先进的现代技术与我国优秀的传统经验整合在一起，大大减少临床实践的不确定性，在保证精确的同时尽可能将损伤及不良反应控制到最低。

2015年召开的"清华大学精准医学论坛"提到：精准医学是集合现代科技手段与传统医学方法，科学认知人体机能和疾病本质，以最有效、最安全、最经济的医疗服务获取个体和社会健康效益最大化的新型医学范畴。

相比欧美发达国家，我国的精准医学不仅要在基因组学、蛋白质组学、代谢组学等领域积极开展研究，而且还要发展新的成像技术，为精准医学提供基础，同时积极开拓肿瘤、心脑血管等慢性病的研究，在基因测序和大数据的基础上，更加强调各种技术手段的综合运用，更加强调针对病患全面全程地观察诊断，并提出差异性、个体化的医疗方案，以获取最大的健康效益。

2015年2月，习近平总书记批示科技部和国家卫生和计划生育委员会，要求成立中国精准医学战略专家组，由19位专家组成了国家精准医学战略专家委员会，计划2030年前投入600亿元，并将精准医学列入"十三五"健康保障发展问题研究的重大专项之一，启动"精准医学重点科研计划"。2015年3月科技部举办首届"国家精准医学战略专家会议"，启动中国版"精准医学计划"。2016年3月5日，精准医学(基因组学)入选我国"十三五"100个重大项目；3月8日，《科技部关于发布国家重点研发计划精准医学研究等重点专项2016年度项目申报指南的通知》公布，正式拉开了精准医学重大专项科研行动的序幕。有了领导的重视，人力和经费的保障，相信我国在精准医学领域必将大有作为。

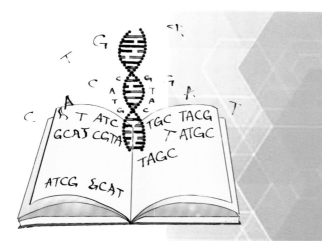

二　要精准，
我们需要
这些"武器"

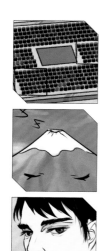

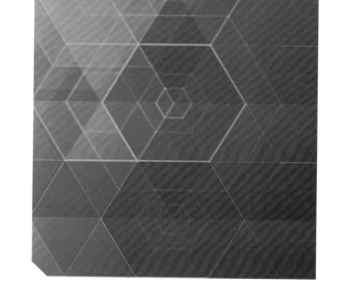

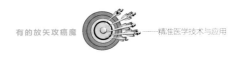

❶ 精准检测，测的是基因

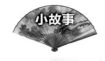

任性的性感女星，切掉双乳防癌

2013 年，美国好莱坞著名影星安吉丽娜·朱莉通过基因检测，发现自己携带的 *BRCA*1（乳腺癌 -1 号基因）发生突变，这会使她未来罹患乳腺癌的概率大大增加，为此她接受了预防性的双侧乳腺切除及乳房再造术，将患乳腺癌的概率从 87% 降到了 5% 以下，并在《纽约时报》上刊登了一篇题为《我的医疗选择》的公开信，坦言自己做出了"坚强的选择"，并呼吁"有更多女性有机会检查和预防性治疗以保障生命"，从而引起了公众的广泛关注。

安吉丽娜·朱莉利用自己的巨大影响力，把基因检测这一概念带进了公众的视野。

小 知 识

什么是基因？

生物的遗传物质，主要存在于细胞核中。每个细胞核中有 46 个染色体。染色体由 DNA 组成，而这其中，只有一小部分是基因，是有遗传信息的 DNA 片段，有控制生物形状的功能，是以螺旋状缠绕的这股分子。

我们知道，基因是 DNA 上携带着遗传信息的一个部分，它的功能很强大，能决定人的生老病死，是生命的操控者和调控者。

基因使每个人都有不同的特征，包括长相、身高、性格等等，当然，最受人们关注的，就是基因带来的疾病特征，患某种疾病的风险。

现代医学已证明，除外伤外，几乎所有的疾病和基因都有关系。

一个基因不正常，甚至其中一个基因中非常小的片段不正常，就可以引起发育异常、疾病，甚至死亡。

"家族病"一代代传，一家人祖祖辈辈都有人患这样的疾病，就是因为这个家族的人们携带了某种相同的致病基因。

比如家族性结肠息肉，这类患者的大肠中，会有成百上千个息肉，大肠息肉会使得患大肠癌的风险增高。

一般情况下，50 岁以上的人，才可能出现大肠息肉，早早切除息肉可以预防大肠癌。而家族性结肠息肉的患者，在十几岁开始，大肠里就有息肉，并且年龄越大，息肉越多，一个个切息肉不太实际，通常需要全大肠切除。

还有父母携带致病基因，但是并没有发病，而是在孩子身上有所体现。

比如渐冻症，大家是通过 2015 年网络上掀起的一项"冰桶挑战"公益活动，才知道了世界上还有"渐冻症"的存在。人们熟知的一代理论物理学大师、科学巨匠史蒂芬·威廉·霍金就是位"渐冻人"。

然而，有某些基因会发生突变，也可能导致罹患病症。也就是说，家中从没人得过这个病，可是他却患有此病。

可见，绝大部分疾病都可以在基因中发现病因。

基因测序，帮了我们的大忙

在基因这股螺旋中，有 4 个物质，腺嘌呤（A）、胸腺嘧啶（T）、鸟嘌呤（G）、胞嘧啶（C），它们 4 个为 1 个碱基对。它们按一定顺序排列，乍看像是随机的，但它们是按照一定遗传密码排列着。而 46 个染色体所写的密码，约有 600 亿个组合，相当于 700 册百科全书。

这些密码便构成了人类的蓝图，科学家们试图解读它们的序列，看看它们究竟说了些什么，以读懂人类的遗传奥秘。

如果把人类基因组比喻为一本有 10 亿单词的百科全书，这本书可以分为 23 章，每章为一个染色体。而每一个染色体上，又包含着数千个被称为"基因"的故事。

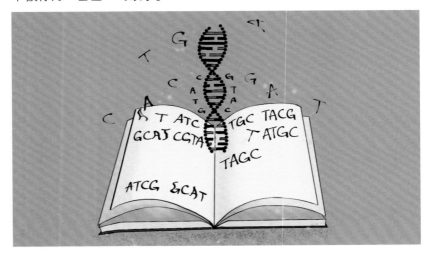

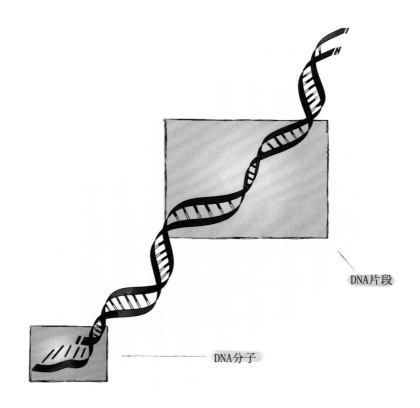

DNA片段

DNA分子

　　这些"故事"由一系列字母单词组成，其中每个单词是 4 个基本生物"字母"的任意排列组合（碱基对）。

　　在 2005 年，人类基因组计划的测序工作已完成。这个计划由美国科学家于 1985 年率先提出，于 1990 年正式启动。美国、英国、法国、德国、日本和我国科学家共同参与了这一项预算达 30 亿美元的人类基因组计划。

　　这个规模宏大的科学探索工程，就是要破解排列密码，从而绘制人类基因组图谱，达到破译人类遗传信息的最终目的。

人类基因组测序工作计划的成功，使科学家们发现，不同的人基因组中碱基对序列的 99.9% 都是一模一样的，只有不到千分之一的碱基对序列有所不同，而正是这些差异决定了他们在身高、肤色、体型方面的不同，也决定了人们是否易于患某些疾病。

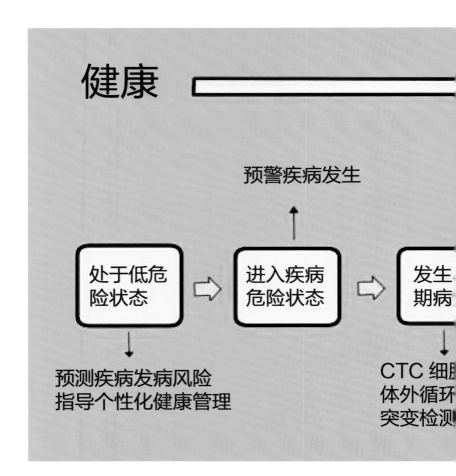

测基因，能揪出疾病 "元凶"

如果能检测出变异基因和某种疾病有关系，就能更早地查出疾病。在尚未出现症状、体征及生化指标改变之前，就能准确快速地做出诊断，实现疾病的早期诊断，并可以进行相应的精准医学。

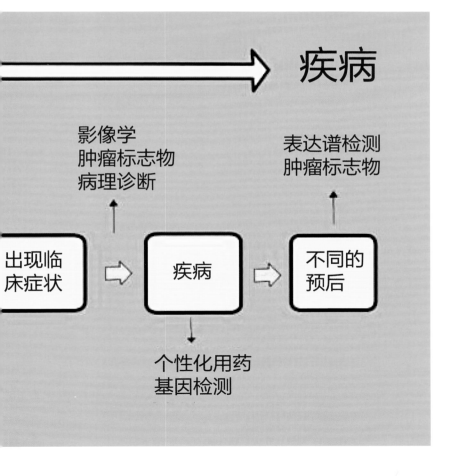

在精准医学的医疗模式下，基因检测是我们透过纷繁芜杂的临床表象，准确找到疾病的根本原因的一个最有力的手段。

有了基因检测，不光可以为疾病的诊断提供信息支撑，也可以用于疾病风险的预测，还可以为用药提供指导。

庆幸的是，我们现在已经有了这项技术，就是基因检测。

基因检测是用特定设备对被检测者的血液、唾液等体液或组织细胞的脱氧核糖核酸（DNA）分子信息进行检测，从而对疾病做出诊断或者进行风险预测及药物选择。

测基因，癌症结局或许不一样

在我国，癌症越来越高发，数据增长惊人，简单估算一下，平均每分钟就有 7 个人得癌症。

其中，肺癌、乳腺癌分别高居男女首位。就目前来看，癌症不易发现，大多数癌症患者出现症状时，已是中晚期，治疗也相对困难，而且生存率也低。

但是，若采用基因检测，结局或许不一样。下面就有两个真实例子。

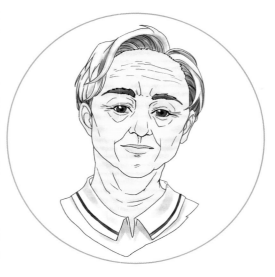

65 岁的王大爷因为反复咳嗽而去医院检查，进行了胸部 CT 检查后，发现右肺长了一个肿物，肝脏也长了多个肿物，说明已经出现肝脏转移了。

医生为王大爷做了穿刺活检，证实是肺腺癌并肝多发转移。再进一步

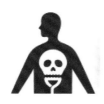

2017
中国城市癌症最新数据报告

1. 中国城市居民从 0~85 岁，累计发生患癌的风险为 35%。

   这意味着：**每个人一生的癌症发生率都在三成以上！**

2. 现今，我国每天约有 1 万人确诊癌症。

   相当于：**平均每 1 分钟就有 7 个人得了癌症！**

3. 40 岁之后发病率快速提升，80 岁时达到高峰。

4. 肺癌仍然是我国发病率、死亡率第一的癌症！

5. 城市前 10 位癌症中，消化道癌症发病率仍然是居高不下！

城市前 10 位癌症

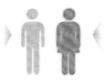

男性	女性
1. 肺癌	1. 乳腺癌
2. 胃癌	2. 肺癌
3. 肝癌	3. 肠癌
4. 食管癌	4. 胃癌
5. 肠癌	5. 甲状腺癌
6. 前列腺癌	6. 肝癌
7. 膀胱癌	7. 宫颈癌
8. 胰腺癌	8. 食管癌
9. 淋巴癌	9. 子宫癌
10. 脑癌	10. 脑癌

通过基因检测，发现王大爷的肿瘤，是因为一种叫表皮生长因子受体（epidermal growth factor receptor, *EGFR*）的基因突变，而这个突变的基因就是我们通常所说的疾病"驱动基因"，是它驱使人生病了。

明确了原因，就可以对症下药了。

王大爷服用一种专门抑制表皮生长因子的靶向药物，疾病得到了控制，右肺和肝脏的肿物都明显缩小了，而且药物也没有什么太大的副作用，避免了化疗等治疗方法所产生的副作用造成的伤害。

54 岁的李女士被诊断出晚期卵巢癌、腹部广泛转移，经过常规的化疗后，医生认为她只有 2~3 年的寿命。

目前，对于晚期卵巢癌，并没有特别有效的针对性治疗方法，而通过基因检测发现，李女士卵巢癌细胞的"驱动基因"与肺腺癌基因相似，于是医生利用"同药异病"的治疗方法，将针对肺腺癌的药物，用至李女士的卵巢癌治疗上。

通过先进的靶向药物治疗，李女士的寿命延长至 5 年以上，至今仍比较稳定。

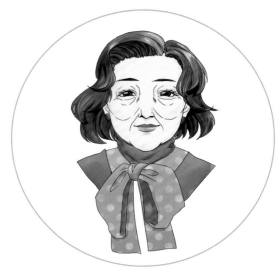

小知识

基因检测也可用于诊治慢性病

除了恶性肿瘤的诊治，在一些慢性病的诊治上，基因检测也十分重要。

糖尿病有明显的遗传易感性，通过基因检测，我们可以了解是否携带糖尿病易感基因，以此来评估被检测者患糖尿病的风险，使人们提早获知相关信息，并做到防患于未然。

可以说，是基因检测，让我们透过表象看到了疾病的本质，从而让患者从"一刀切"的治疗转向"量体裁衣"的精准治疗。基因检测是精准医学的基础。

抽血就能测基因，太方便了

普通人检测基因，只需提供血液、唾液或者毛发，可是医生想要从中提取出你有哪种疾病基因，则要耗费好一番功夫。与取样相比，检测更加专业和复杂，需要用到一些"高大上"的基因检测的技术和仪器。

目前，临床上常用的基因检测技术有：分子杂交、聚合酶链反应（PCR）、基因芯片技术及新一代高通量基因测序技术。

一个人的遗传密码可以用 30 亿个字符来描述，存储为电子文件大小是 3GB 左右，与一部高清电影的大小差不多。

如果一年检测几十万人的基因，那么这一年所得的数据，和整个腾讯公司拥有的数据一样多！

所以，这些大数据需要处理。通过整合系统生物学与临床数据，可以更准确地预测一个人患病风险，以及患病后的治疗情况，有针对性地

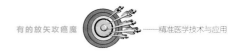
实施预防和治疗。

另外，还可以利用某种疾病患者人群的数据，更加深入了解病因和疾病发生机制，从而有助于研发药物。

比如，10 年前，晚期肺癌的生存期不足 1 年，如今提高到 3 年，就是因为发现患者存在 *EGFR* 的突变，从而开发出针对这一靶点的药物，实现了对肿瘤的"精确打击"，代替了化疗、放疗等地毯式轰炸手段，不仅提高了治疗效率，还能降低患者痛苦程度，减轻经济负担。

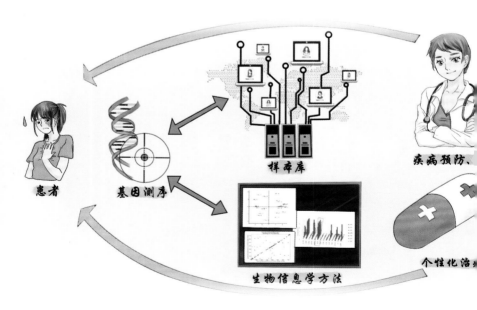

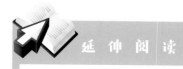

延 伸 阅 读

常用基因检测技术

分子杂交：是从核酸分子混合液中，检测特定大小的核酸分子的传统方法。

由于 DNA 一般都以双链形式存在，因此在进行分子杂交时，应先将双链 DNA 分子解聚成单链，这一过程称为变性，一般通过加热或提高 pH 来实现。使单链聚合为双链的过程称为退火或复性。

用分子杂交进行定性或定量分析的最有效方法是，将一核酸单链用同位素标记成为探针，再与另一种核酸单链进行分子杂交。杂交双链可以在 DNA 与 DNA 链之间形成，也可在 RNA 与 DNA 链之间形成。常用的技术有 DNA 印迹杂交（southern 杂交）、RNA 印迹杂交（northern 杂交）、原位杂交等。

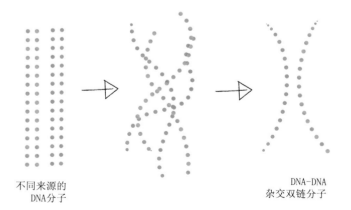

不同来源的
DNA分子

DNA-DNA
杂交双链分子

聚合酶链反应： 英文全名为 polymerase chain reaction，简称 PCR。1983 年由美国科学家穆利斯（Mullis）发明，1993 年他因此项发明获得诺贝尔化学奖。

这是一种体外酶促合成特异 DNA 片段的方法，相当于一个 DNA 放大程序。将模板 DNA、DNA 聚合酶、引物和一些脱氧核糖核苷酸（dATP、dGTP、dTTP、dCTP）等放在一起，经过高温变性、低温退火及适温延伸等反应，并将这几步组成一个周期，循环进行，使目标 DNA 得以迅速扩增。

此法具有特异性强、灵敏度高、操作简便、省时等特点。它不仅可用于基因分离、克隆和核酸序列分析等基础研究，还可用于疾病的诊断。

基因芯片： 是将大量已知序列的寡核苷酸片段有序地、

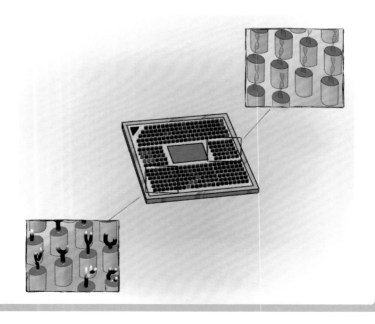

高密度地固定排列在固相载体上。再用经过标记的待测样本DNA，与芯片上特定位置的探针按碱基配对原理杂交，经检测系统对芯片进行扫描，通过检测杂交信号强度，来获取样品分子的数量和序列信息。

基因芯片的最大优点是具有高通量和平行的特点，但是，目前基因芯片还存在着仪器设备昂贵、方法有待标准化以及信号检测低等缺点。

基因测序：即测定 DNA 分子中的核苷酸 4 种碱基精确顺序的过程。单个基因、某个基因组区域、整条染色体或者整个基因组的碱基序列，都可以通过 DNA 测序技术进行测定。

目前，新一代基因测序技术具有高通量、高效率、低成本等特点，凭借新的技术手段与方法，使临床复杂疾病的基因诊断和治疗成为可能，给复杂疾病的患者带来了希望。

如今，已可以开展与人类各种疾病相关的全外显子测序、全基因组测序和转录组测序等测序方案，以实现快速准确定位致病基因的位点的目的。

2　蛋白质检测，能预测疾病

基因告诉你的是 "有可能"

2000 年 6 月，人类基因图谱提取绘制完成。我们的科学家破解了人类的遗传密码，我们可以知道通过基因检测技术去预测人们可能会得什么病，因此可以做到早知道、早预防，让本来要发生的疾病不发生或者晚发生，一旦不幸发生了，我们可以超早期去治疗。

谢尔盖•布林是谷歌（Google）的创始人之一。2006 年通过其妻子安妮•沃西基（Anne Wojcicki）创办的基因公司 23andMe，检测发现自己携带有其母亲遗传的 *LRRK2* 基因，医生评估其患帕金森病的概率为 50%~55%。

为了减少患病风险，他开始改变自己的生活方式。每天坚持锻炼和饮用绿茶。通过饮食和锻炼，及配合一些神经科教授开的药物治疗和其他可能的治疗方式，医生评估其患帕金森病的概率减低为 10%。这患病的概率虽然仍是普通美国人的 10 倍水平，但已经比他本身 50% 的患病风险下降了很多。

那很多人会问，基因是静态很难改变的，我们有没有新的检测手段去动态检测该病的发生呢？

我们可以通过监测跟帕金森病有关的 *LRRK2* 蛋白等蛋白质的变化情况，动态检测，假如这些蛋白表达持续上升，这提示患该病的可能性逐步增加。

很多人都会好奇，假如我们查出某个疾病的风险，那我们该怎么处理最好？

其实，基因是遗传信息的携带者，但在执行生命活动的却是基因的表达产物——蛋白质。基因告诉你，你这一生有多大的风险患癌；而蛋白质则可以更精准地告诉你，你是否需要担心，未来会患有癌症，甚至于，在未来的多少年后，你可能会患有哪种疾病。

目前，我们已经把约 10 万个基因序列全都解析清楚了，发现了 2 万多个基因信息，但这也只是解决了遗传信息库的问题，更进一步，我们需要去破解这些基因的功能是什么，它们是通过什么途径去发挥这些功能的。

而现在发现的人类蛋白质数目则远远超过 10 万，但大部分蛋白的功能都还是未知的。在后基因时代，最重要的工作就是弄清人体内全部蛋白质的结构和功能。

蛋白质告诉你的是"到底能不能"

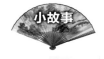

"矮冬瓜"之谜

有一对高个子夫妻，生了一个男孩叫阿强，到了 7 岁开始上学的时候，阿强开开心心的去上学，期待着可以认识很多新朋友。没想到下课后，阿强哭着跟妈妈说："妈妈，妈妈，我以后不去上学了，小朋友们都欺负我，说我是班上的小不点，给我起了个外号叫'矮冬瓜'。"妈妈摸着阿强的头说："宝贝别哭，你看爸爸妈妈都比其他叔叔阿姨高那么多，你以后肯定会比其他人高！"

就这样一年过去了，阿强逐渐习惯了这个"矮冬瓜"的外号，因为他每次都骄傲地跟班上的小朋友说："我妈说了，我们家基因好，以后我不是'矮冬瓜'，我会和姚明叔叔一样高，去打 NBA，为国争光！"

就这样又过了一年，阿强开学典礼的时候，妈妈发现阿强明显比其他小朋友矮了许多。这下当妈妈的着急了，带着阿强去医院做了检查。检查结果显示，阿强患有侏儒症，他的生长激素水平较正常同龄人低了很多。需要尽早接受激素治疗。

这下轮到妈妈哭了，她问医生："我和老公都挺高的，为什么我们的小孩会得这样的病呢？"

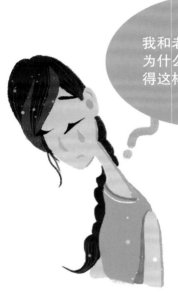

我和老公都挺高的，为什么我们的小孩会得这样的病呢？

医生跟这个伤心的妈妈说："虽然说很多疾病都与基因有关。基因是生命的主宰，但是疾病是由内因（先天的遗传基因）和外因（生存环境、饮食结构、生活习惯等因素）共同作用的结果。现在阿强需要补充一种叫生长激素的蛋白，才能长高。"

小 知 识

侏儒症

人在幼年时，一种叫作生长激素的蛋白分泌不足，会导致生长发育迟缓，身体长得特别矮小。

　　说起日本，大家自然会想起富士山。作为日本第一高峰，富士山被视为艺术创作灵感源泉和朝圣地，每天去旅游观光的游客络绎不绝。但是富士山是世界上最大的活火山之一，为什么这么多人还敢去呢？

　　答案很简单，因为富士山目前处于休眠状态，我们只是需要密切检测它有无爆发的可能。

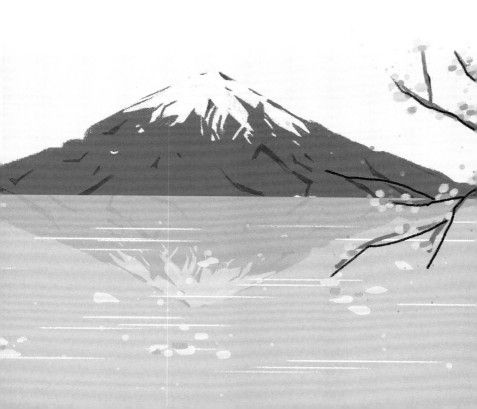

这与基因检测、蛋白质检测的道理一样（两者合称"鸡蛋检测"）。基因检测能告诉你可能有某种疾病的风险，比如，朱莉做了基因检测，结果显示她有 50% 的卵巢癌风险，但并不表示她一定会患卵巢癌，这就像一颗定时炸弹一样，你不知道它到底会不会爆炸，什么时候爆炸？

而蛋白质检测则不同，因为它才是真正执行人体生命活动的物质，它的表达能显示出人体现在处于健康还是患病，还能预测未来几年内，此人的健康状况如何，是否会得某种疾病。

再说回朱莉，其实，她只要定期密切监测乳腺癌和卵巢癌相关的蛋白质水平即可，不需早早切掉卵巢，检测蛋白质水平可以及时发现动态癌变情况，再选择手术最佳的时机。

假如她的蛋白质检测结果显示，卵巢癌相关蛋白因子，如 CA125 和 HE4 水平有升高的趋势，那时再考虑行早期干预也来得及，这才是更合适的处理疾患、预防疾病的方式。

我们也没必要因为富士山有可能火山爆发，就不去那里旅游了吧？

预测疾病，蛋白质有一手

目前发现的人类蛋白质数目超过 10 万，数目庞大，我们要怎么将它们与我们的身体健康联系起来，进行分析呢？这就要以基因组为单位，将蛋白质组合起来，这就有了蛋白质组。

蛋白质组（proteome）一词，是蛋白质（protein）与基因组（genome）两个词的组合，意指"一种基因组所表达的全套蛋白质"，即包括一种细胞乃至一种生物所表达的全部蛋白质。

基因是固定的，而蛋白质组在不停变化

但是，蛋白质组与基因组二者又有本质区别：一个有机体只有一个确定的基因组，组成该有机体的所有不同细胞都共享同一个基因组，但基因组内各个基因表达的条件和表达的程度则随时间、地点和环境条件而不同，因而它们表达的模式，即表达产物的种类和数量，随时间、地点和环境条件也是不同的。

　　而基因的表达产物，就是蛋白质。换句话说，蛋白质组是一个动态变化的过程。它不仅在同一个机体的不同组织和不同细胞中不同，在同一机体的不同发育阶段，直至最后消亡的全过程中也在不断变化，机体处于不同生理状态下不同，在不同外界环境下也是不同的。正是这种复杂的基因表达模式，表现了各种复杂的生命活动。

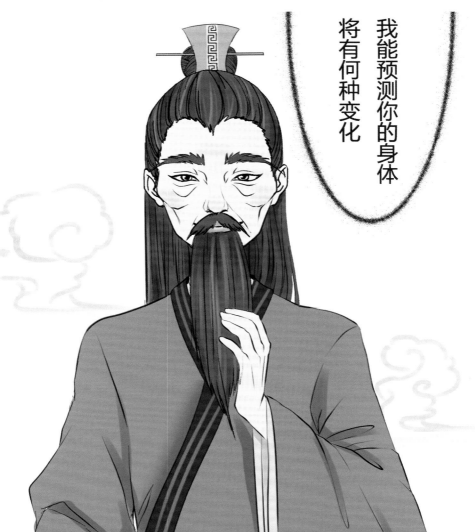

我能预测你的身体将有何种变化

　　比如一个人在儿童时期，和他长大成人以后，检测出来的蛋白质水平是不一样的。一个人的心脏和他的肝脏，两个不同器官中的蛋白质水平也是不一样的。一个人在广州生活，和他在北京生活，这两个阶段中，他体内的蛋白质水平也是不一样的；诸如此类。

　　所以，蛋白质组可以精确体现一个人在不同阶段、不同环境下，身体的状况到底是怎样的。

　　蛋白质变化多端，人们迎来了新难题

　　实际上每一种生命运动形式，都是特定蛋白质群体在不同时间和空间出现，并发挥功能的不同组合的结果。而基因 DNA 的序列并不能提供这些信息，所以仅用核酸的语言不足以描述整个生命活动。

　　再加上由于基因剪接，蛋白质翻译后修饰和蛋白质剪接，基因遗传信息的表现规律就更加复杂，不再是经典的一个基因一个蛋白质的对应关系，而是一个基因由于在外在环境作用下，会产生很多种不同可能的蛋白质。

　　因此，人类科学家花费 10 年时间去破解基因组的奥妙后，却面临着更大的难题。我们如何去书写人类的全蛋白质图谱，蛋白质组分析需要考虑不同的形状、大小和序列，这给科研人员带来更多需要解决的问题。

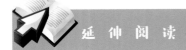

延 伸 阅 读

蛋白质检测的方法

　　质谱（MS）技术：主要应用在小分子生物标记物上，在检验医学中该方法主要分析项目有氨基酸、脂肪酸、有机酸及其衍生物、单糖类、前列腺素、甲状腺素、胆汁酸、胆固醇和类固醇、生物胺、脂类、碳水化合物、维生素、微量元素等。

2004 年 12 月 24 日美国食品药品管理局（FDA）还专门制订了"用串联质谱法分析新生儿氨基酸、游离肉毒碱和酰基肉碱筛选检测系统"的指导性文件。生物质谱作为参考方法，在临床检验的量值溯源工作中也发挥着重要作用。

简单来说，用质谱的方法对血糖和血脂等小分子蛋白质的检测有着巨大的优势。

蛋白芯片：由于对分子量大、低丰度的蛋白质，质谱的灵敏度和准确性有一定的限制。为了对蛋白质以及它们执行的生命活动作出尽可能最精细、最准确、最本质的阐述，一种叫作蛋白芯片的技术应运而生。

第一代的蛋白芯片和 DNA 芯片一样是作为一种定性分析的工具，可用于分析样品之间相关蛋白质的相对表达丰度；还可以作为 DNA 芯片的补充，用于研究蛋白质和基因表达之间的关系。但第二代的蛋白（抗体）芯片已经可以灵敏地定量检测蛋白质的表达水平。作为蛋白质组学一个重要研究工具，对推进蛋白质的研究有重大的帮助。

说到蛋白芯片，就不得不提我们中国人的骄傲——美籍华人黄若磐（Ruo-Pan Huang）教授。

第一张蛋白芯片由黄若磐教授于 2001 年在美国发明。同年他创办了世界上首家专门研发和商品化抗体芯片的公司 Raybiotech，向全世界的科研工作者提供抗体芯片产品。2009 年，黄若磐博士受到中央组织部邀请，成为国家"千人计划"成员之一。

经过多年的发展，Raybiotech 的抗体芯片已经可以一次性定量检测 1 000 种人类蛋白质。这些蛋白质都是在细胞结构和功能上十分重要的蛋白质，涉及信号传导、肿瘤、细胞周期调控、细胞结构、细胞凋亡和神经生物学等广泛的领域。通过这个产品，我们在一次实验中就能够定量分析 1 000 种蛋白质的表达水平。

不断变化，能时时反映身体情况

人体内的蛋白质表达不是一成不变的，而是在不断变化的。人处在健康状态和疾病状态时，体内的组织、细胞体液（血液、尿液等）的蛋白质表达都是不一样的。所以，可以通过检测体内蛋白质水平，来知道自己是健康的，还是生病了。

不仅如此，还可以了解疾病目前处于哪种阶段，用什么药效果最好，以及及时处理用药后的不良反应。

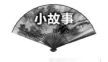

苹果之痛

说起苹果公司的创始人史蒂夫·乔布斯，很多人都知道他患癌症去世了，但大家知道乔布斯患的是什么癌症吗？

胰腺癌，是一个可怕的癌症。因为胰腺癌早期多无明显症状，而到了有症状的时候（消瘦、疼痛、黄疸等），多数是中晚期并错过了最佳手术时机。而且胰腺癌发展迅速、病死率高，往往从出现早期症状到晚期直至患者死亡，只有几个月时间，这都给该病的早期发现、诊断和治疗带来很大困难。

在一次泌尿系的 CAT 检查中偶然发现乔布斯的胰腺上有阴影，详细检查后，确诊是胰腺癌，可是这个时候已经是中期了。

通过蛋白组学的研究，不久的将来，我们一定可以揭示胰腺癌的变化规律，找到早期诊断胰腺癌的生物标志物，为人类造福。

目前，蛋白质组学已成功用于糖尿病、艾滋病、关节炎等多种疾病相关蛋白质或标记蛋白质的检测，成为疾病诊断和治疗的有力工具。

目前常用的方法是，利用蛋白芯片筛查正常人和疾病患者体内的蛋白质组学的差别，找到在疾病中特异表达的蛋白质，然后将这些疾病中特异表达的蛋白质制成新的检测试剂盒，这不仅是开发了一个新的产品，更主要的是为肿瘤和其他传染性疾病等提供临床诊断方法。

广州医科大学附属第一医院的"基于云平台的慢性阻塞性肺疾病（COPD）急性加重个体化预警系统的建立"新项目，是通过蛋白芯片技术，对慢性阻塞性肺疾病急性期患者的血清及唾液样本和正常人血清中及唾液的蛋白质谱的对比分析，后期通过大量临床样本验证，希望最终能找到可用于诊断该病的差异蛋白。同时，首次以互联网＋技术为基础、以大数据和云计算为基础建立的 COPD 病情判别量化模型，构建了COPD 初步筛查、急性加重、双向转诊、表型分析的四维度管理体系。

这个项目对慢阻肺的患者个体化早期预警，起到很大的推动作用。

蛋白质对治疗癌症贡献大

当然，蛋白质组学目前最热门的还是应用在肿瘤方面的研究。

广大研究人员希望通过对比早期肿瘤患者与正常人的蛋白质组学的变化情况，找到早期预测肿瘤、早期诊断肿瘤的信息，并为肿瘤药物靶位的发现、疗效判断和预后提供重要依据。

目前多个团队通过蛋白质组学的研究，在白血病、乳腺癌、结直肠癌、膀胱癌、前列腺癌、肺癌、肾癌和肝癌等学科，找到很多新的肿瘤

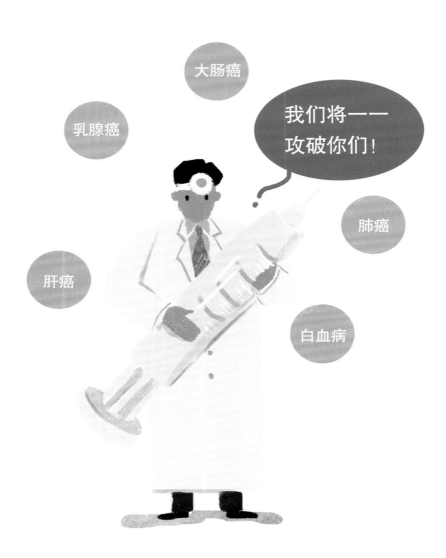

早期诊断的关键蛋白。

　　这些蛋白质既可作为肿瘤诊断的分子标记，又可作为治疗和药物开发的靶点。上述一系列研究证明我国的蛋白质组学平台已有一定的规模，随着国家对生命科学投入的增多，我国未来的生物医疗水平必定会有一个质的飞跃。

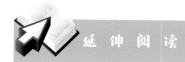

抗癌新药有效，蛋白质有功劳

　　你知道吗，现在大部分抗癌新药，其实都是蛋白质在起主要作用。

　　曲妥珠单抗：是 1998 年获得 FDA 批准，用于治疗乳腺癌的一种药物，是一种重组的单克隆抗体，可选择性地作用于人表皮生长因子受体 -2（*HER2*）的细胞外部位，从而阻断癌细胞的生长，并且还可以刺激身体自身的免疫细胞去摧毁癌细胞。

　　利妥昔单抗：于 1997 年获批，是全球第一个被批准用于初治、复发或耐药 CD20+B 淋巴细胞非霍奇金淋巴瘤的药物，商品名为 "美罗华"。利妥昔单抗也是一种单克隆抗体，与 B 淋巴细胞上的 CD20 结合，从而引起 B 细胞溶解。细胞溶解的可能机制包括补体依赖性细胞毒性（CDC）和抗体依赖性细胞的细胞毒性（ADCC）。

　　阿达木单抗：是 2002 年底全球首个被批准的肿瘤坏死因子 α（*TNFα*）全人源单克隆抗体。它可阻止 *TNFα* 与其细胞表面受体结合，从而阻断了 $TNF\alpha$ 的生物学活性，最终减轻炎症反应并减少破骨细胞激活，达到控制并缓解症状体征的目的。其商品名为"修美乐"。

由军事医学科学院牵头的 973 计划项目和由上海生命科学院牵头的 863 计划项目集中了国内十余家优势单位，针对严重影响我国人民健康的重大疾病和重要生命科学问题开展"重大疾病的比较蛋白质组研究"和"重要生理、病理体系的功能蛋白质组研究"。这将对中国人的各种疾病的发病机制、诊断、防治和新药开发提供重要理论依据，更为医学、药学及农业等很多领域的变革提供切实可行的依据。蛋白质组学对人类的贡献将不可估量。

蛋白质检测，体检变得更精准、容易

蛋白质除了为治疗疾病做了贡献，其实在预防疾病方面，也给人们带来了好消息。普通人会接受一年一次的体检，来了解自己的身体状况，患了病也可以及时发现，及时进行治疗。

常规体检

目前的常规体检，主要是通过一些简单的化验（验血）和检查（B超或 X 线）去发现一些常见病，但是较复杂的病常规体检就无能为力了。体检的最大好处是一旦发现异常，就可以及时地咨询医生，看是否需要做进一步有针对性的专项检查。

现在很多单位都会给员工免费安排年度体检。在此基础上，员工可以针对自身状况，自行加体检项目，进行更有针对性的检查。

每年花点小钱，但其实可省大钱，因为，如果体检发现了疾病，早期治疗肯定比晚期治疗要便宜得多，这样算来，年度体检的"性价比"不错，是个健康好投资。

基因检测

现在，基因检测也很火爆，是通过血液、其他体液或细胞对DNA进行检测的技术，比如取被检测者脱落的口腔黏膜细胞或其他组织细胞，通过对受检者的DNA分子信息检测，可与数据库资料比对后得到身体患疾病的风险，继而指导人们通过改善自己的生活环境和生活习惯，避免或延缓疾病的发生。

目前，应用最广泛的基因检测是新生儿遗传性疾病的检测（如唐氏筛查）和遗传疾病的诊断（如蚕豆病）。

蛋白质检测

这是一项新兴的体检方法。许多疾病的诊断、治疗和预后，都是通过各种的蛋白质去判断。随着科技的发展，许多人体内的蛋白质变化情况可通过医院检验科化验得到。方法也很简单，抽血就可以检测。

比如很多喝酒的朋友都会想知道自己肝脏功能好不好，在医院，医生会通过化验肝功能来了解肝脏功能情况，其实化验的就是一些肝脏相关的蛋白质水平。

假如常年喝酒的人害怕自己患肝癌，您也可以通过检查甲胎蛋白（AFP）和高尔基体蛋白（GP73）等肝癌相关蛋白质，去了解自己是否有患上肝癌的风险。

蛋白质检测的准确性体现在哪呢？有一个例子可以说明。

A先生，50多岁，公司高管，平日有很好的运动习惯，常常跑步、打球，人看着也十分精神，常规体检也并没有异常。

B先生，20多岁，普通白领，平日工作较忙，只能偶尔运动，常规体检也没有异常。

这两位先生检测蛋白质的结果，会是怎样呢？

结果显示，A先生有高血压、高脂血症的风险，而B先生则都处在正常水平，暂时没有疾病风险。虽然两人外观看起来都很健康，但是隐藏在身体里的蛋白质水平却暴露了真实情况，上了年纪，身体就会出现正常衰老，虽然目前看起来一切正常，但是也给他提了个醒，生活作息要规律，不能经常熬夜，饮食要清淡，原来良好的运动习惯要继续保持。B 先生虽然没有很刻意注意保养，但还是胜在年轻啊。

蛋白质很诚实，无论你外在做了多少努力，它还是能真实反映身体的内在变化。不仅如此，它还能根据你此次检测水平，预测你 2~3 年内的健康状况。

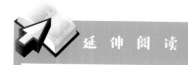

延 伸 阅 读

还能为食品安全做贡献

蛋白质组学在食品工业方面，也能很好地发挥作用。用于食品蛋白质的组成和鉴定，主要是对食品的营养价值和潜在有害作用的分析。

说起三聚氰胺，广大国人肯定还心有余悸。2008 年三鹿牌婴幼儿配方奶粉受到三聚氰胺污染被曝光，三聚氰胺是一种化工原料，可以提高蛋白质检测值，人如果长期摄入会导致人体泌尿系统的膀胱、肾产生结石，并可诱发膀胱癌。

现在应用蛋白质组分析，可以更精准地检测奶粉的质量。通过蛋白质组分析，就可轻易获得奶粉中纯度等重要信息。

目前，食品蛋白质组学研究主要集中在富含蛋白质的大豆、奶及乳制品蛋白质组成和活性成分的研究。研究发现，奶中除了含有具常规营养作用的蛋白质外，还包含有许多重要的低丰度生物活性蛋白质，比如乳铁蛋白、免疫球蛋白、糖蛋白、激素和内源性酶类等。

检测人员可以通过对这些活性成分的比较研究，检测和鉴别掺假乳。各种奶的蛋白质组学研究，还可以更加深入地对比奶中其他低丰度蛋白质的结构和功能关系，而且还能对各种未知的生物学功能和有益作用进行更深入的研究。

液体活检，确诊肿瘤不用"挨一刀"

筛查"唐宝宝"DNA：不用羊水穿刺，抽血也行了

36岁的方女士，婚后多年，终于怀上了小宝宝，全家人都沉浸在幸福之中。为了迎接一个健康的小宝宝，方女士按计划接受了各项产前检查。可面对胎儿染色体异常这项检查时，方女士却犹豫了。

这是因为，大于35岁的孕妇生出唐氏综合征婴儿（又称"唐宝宝"）的风险较高，医生往往会建议孕妇接受羊水穿刺。

正常人的细胞中有46个染色体，而唐宝宝则有47个。表现为智力低下、特殊面容、生长发育障碍等。在出生时即可发觉此病。产妇年龄在35岁以上，生出唐宝宝的概率会显著增加，所以，大于35岁的产妇，更要重视这项筛查。

一般的唐氏筛查主要通过抽血和超声检查，但是这样的检查方式，只有70%的准确率。而且，唐氏筛查（抽血＋超声）低风险，代表怀唐宝宝的可能性较小，并不是指没有风险。而高龄产妇又是生唐宝宝的高危人群，所以，为保险起见，医生也往往会建议孕妇进行羊水穿刺。

　　羊水穿刺怎么做呢？一般在怀孕 14~20 周进行。在超声波的导引下，将一根细长针穿过孕妇肚皮，再穿过子宫壁，进入羊水腔，抽取羊水进行综合查验。因为羊水细胞是来自胎儿的脱落细胞，具有相同的遗传信息。

　　羊水穿刺的准确率更高，对羊水进行检测，提取羊水细胞 DNA，就可以明确诊断出宝宝是否有唐氏综合征了。

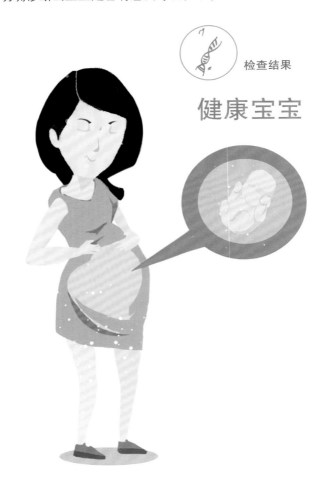

检查结果

健康宝宝

然而，即便是再小心谨慎，羊水穿刺这种侵入性检测方式还是存在风险的，尽管风险可能很小（0.5% 左右的流产率）。

有没有抽血就能明确筛查结果的方法呢？

答案是：有！香港中文大学的卢煜明教授发明了一种液体活检的方法，只需要抽取孕妇的一滴血，就能发现孕妇血液中"漂流"的胎儿DNA 是否有异常，这种无创检测方法检出唐氏综合征的准确度在 99%以上，而且相对于有创的羊水穿刺而言风险也小很多。

不仅准确率高，还更安全、简单，因此，这种方法成为全世界范围内的常规检测手段。有了液体活检的方法，方女士再也不用在较高的唐宝宝风险和 0.5% 的流产风险之间痛苦选择了。

事实上，液体活检不仅在无创产前诊断中得到了应用，还展现出非常广阔的前景，在肿瘤的诊断、治疗方面更是方兴未艾。

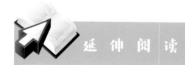

延伸阅读

抽管血，能查出有无肿瘤

卢煜明教授发明的这种无创产前诊断方法，是通过抽取孕妇的一滴血，利用 DNA 测序技术发现孕妇血液中"漂流"的胎儿是否有异常的 DNA，从而精准地筛查出"唐宝宝"。

而把这种检测 DNA 的方法用于肿瘤的筛查，就是液体活检。

传统的病理活检，是要手术取患者身上的一部分细胞或一小块组织进行病理检查。而液体活检只需要抽血就可以查出体内有没有肿瘤。

在健康的人体内，每时每刻都有 DNA 片段流入到血液中，肿瘤排出的 DNA 片段也夹杂在其中。

液体活检，能够区分出人体正常 DNA 序列和肿瘤 DNA 序列，所以，它可以准确发现人体内有没有肿瘤。即使肿瘤 DNA "淹没"在正常 DNA 中，哪怕仅占血液中 DNA 的千分之一，我们仍有办法找到它。

液体活检就像警察分析指纹信息一样，不过，这里的"指纹"主要是指肿瘤或转移灶，释放到血液的肿瘤细胞和肿瘤 DNA 碎片。

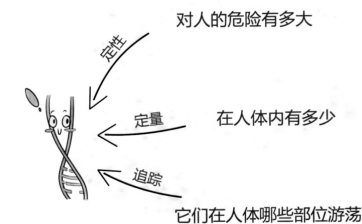

定性　对人的危险有多大

定量　在人体内有多少

追踪　它们在人体哪些部位游荡

这些信息，都可以帮助医生早期筛查评估患者罹患肿瘤的风险，确定肿瘤的类型从而制定相应的治疗策略，同时对肿瘤治疗过程进行动态监测，指导医生实时评估患者的病情进展并及时调整治疗手段和判断预后，这种因人而异的特殊诊疗手段便是我们所说的精准医学。

目前，液体活检已经从基础科研逐步走入了临床应用。卢煜明教授曾运用液体活检对中国南方的男性进行鼻咽癌的筛查。他的团队在 1 300 名自愿接受筛查的男性中发现 3 人患有早期鼻咽癌（1 期），并及时获得了治疗。

可见，与传统的组织活检相比，液体活检有着迅速、便捷、损伤性小等众多优点。2015 年，麻省理工学院科技回顾评选出的十大突破技术，液体活检技术光荣上榜。

查这两个"坏蛋"，能更早、更准查出癌症

60 多岁的陈伯刚刚退休没多久，正准备颐养天年，可是最近这段时间却不停地咳嗽，有时还有血咯出，体重也是直线下降。陈伯很担心自己身体，就去了市内一所有名的三甲医院就诊。接诊的王主任耐心地听取了陈伯的病史，仔细地检查了陈伯的身体，建议陈伯先去做个胸部CT 检查。结果出来了，胸部 CT 检查发现，陈伯右下肺有一个直径大约 5 cm 的肿物。为了进一步明确诊断，王主任又为陈伯进行了肿瘤标记物的检查，并建议陈伯做一个肺部肿物的穿刺活检。

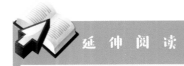
延 伸 阅 读

肿瘤标记物

肿瘤标记物是肿瘤细胞所产生和释放的某种物质，当一个人患恶性肿瘤后，肿瘤细胞的生物化学性质及其代谢异常，因此在肿瘤患者的体液、排泄物及组织中出现质或量上改变。

• 有助于发现原发肿瘤

• 筛选肿瘤高危人群

• 鉴别肿瘤的良恶性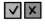

• 判断肿瘤发展程度

• 评价肿瘤治疗的疗效

• 预测肿瘤的复发

但是，肿瘤标记物虽较其他征象更早出现，但有时会出现假象。所以，肿瘤的标记物仅是一个参考，最终是一定要进行组织或细胞活检，这一步才是确诊肿瘤的金标准。

陈伯做了有关肺癌的标记物检查，包括癌胚抗原（CEA）、神经烯醇化酶（NSE）、细胞角蛋白19（CYFRA21-1）等项目。但是，不同病理类型的肺癌，标记物变化的情况也不一样。比如说小细胞肺癌，NSE往往会明显升高；肺腺癌，CEA发生变化的可能性就比较大。

在医生的建议下，陈伯最终还是进行了肺部肿物的活检，经过病理切片分析，确诊为肺腺癌。幸好通过影像学检查，没有发现癌细胞全身转移的征象，还可以进行手术根治切除。

陈伯的经历，差不多就是一个疑似肿瘤患者的确诊经过。

而传统的病理诊断，需要手术或者穿刺活检得到病灶样本，这种检测方式具有诸多的限制，一方面技术要求较高，另一方面无论手术还是穿刺，均为有创操作，同一患者无法反复多次进行。更关键的是，有些人不像陈伯这样配合医生，根本不愿意挨这一刀，让医生取肿瘤组织进行病理活检检查。

这么多难题摆在面前，该怎么办呢？同样，通过液体活检，一切都解决啦。

抽一管血，检测两个"坏蛋"——循环肿瘤细胞（CTCs）和血浆游离循环肿瘤DNA（ctDNA）。

肿瘤一旦产生，肿瘤细胞不会老老实实待在它的老家，而是会在人体内到处乱跑，在老家之外再安家，这就形成了转移。它的老家就是原发肿瘤，它乱跑到了别的地方，再安新家之处，就是转移肿瘤。

以大肠癌举例，老家在大肠，可若病情没有及时控制，或控制得不好，就会发生转移，比如肝转移、肺转移、骨转移等等，而肝、肺、骨就是它的第二、第三，甚至第四故乡了。

了解了这些，我们就可以更好理解，上述两个拗口的专业名词是什么了。

（1）循环肿瘤细胞（CTCs），是指来源于原发肿瘤或转移肿瘤，并从实体瘤中脱离出来并进入血液循环系统的肿瘤细胞，包括存在于外周

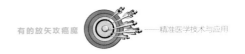
血中的各类肿瘤细胞。

记住它，它就是肿瘤转移的罪魁祸首。就是它到处乱跑，跑到哪里安家，哪里就会形成新的肿瘤。

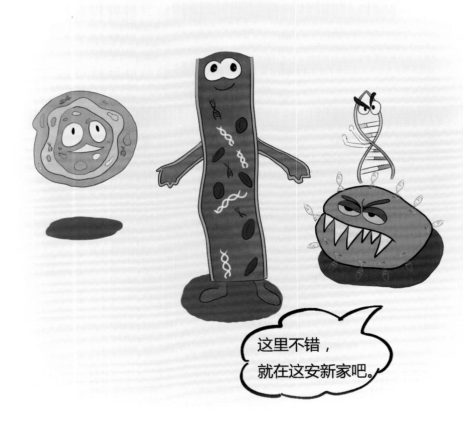

（2）血浆游离循环肿瘤 DNA（ctDNA），是由肿瘤细胞释放到血浆中的双链或单链 DNA，携带有与原发肿瘤组织相一致的分子遗传学信息。

ctDNA 像是循环肿瘤细胞的大脑，是它赋予了循环肿瘤细胞形成新的癌症的能力，因为它带着恶性肿瘤的遗传特征。它借着循环肿瘤细胞的身体，指使它做坏事，它可以复制出一个新的，跟在老家一样的恶性肿瘤。

通过检测这两个坏蛋，可以比影像学和肿瘤标记物早 6 个月至 1 年发现癌症，能更准确，更早期地筛查癌症。

这不，王先生就因此而获益。

45 岁的王先生是外企的高管，平时工作压力大，也十分忙碌。因为家人有癌症病史，在朋友的建议下，利用循环肿瘤细胞（CTCs）检测技术进行了肿瘤早期筛查，结果在外周血中检出 1 个循环肿瘤细胞。我们已经知道，循环肿瘤细胞是指从肿瘤中脱离出来进入外周血，再通过外周血液循环，驻扎到血液中的肿瘤细胞，尽管极其微量，但却是可能导致肿瘤转移的元凶。

王先生不敢大意，在医生的帮助下，再通过数字 PCR 技术对血浆游离循环肿瘤 DNA 进行了定量分析，结果提示王先生的循环肿瘤细胞与结直肠的相关性较大。

在随后进行的肠镜检查中，果然在王先生的升结肠部位发现一个恶性肿瘤，因为是早期发现，经过手术切除，现在王先生已经痊愈了，又回到了工作岗位上。

目前运用循环肿瘤细胞技术，已经可以检测 16 种以上的肿瘤，常见的癌种都可以检测，如肺癌、乳腺癌、结肠癌、胃癌等。

不仅能早筛查，还能"监控"肿瘤

治疗肿瘤过程中，还有些问题，即确诊了肿瘤，经过了手术、化疗、放疗等治疗后，肿瘤的控制情况如何？体内还有残存的癌细胞吗？

　　如果不采用液体活检，可能又要重复确诊时的一系列检查，结果可能也不如意，可现在，抽一管血查上述两个坏蛋，还能"监控"肿瘤细胞，若它们再次发展壮大，继续在人体内作乱，就可以及时发现，采取措施，对付它们。

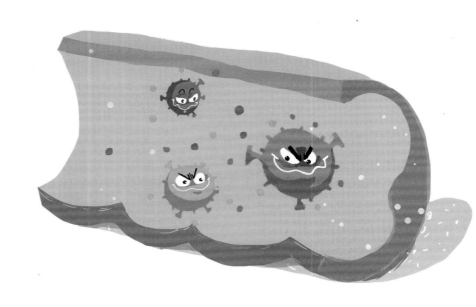

　　此外，在肿瘤治疗过程中，通过监测治疗前后循环肿瘤细胞数目变化，能够更加准确评估肿瘤治疗的效果，从而指导肿瘤治疗和评价预后。

　　同时，可以通过获取单个循环肿瘤细胞进行基因信息分析，实时了解患者肿瘤的基因状况，筛选出适合患者的化疗和分子靶向药物，制定

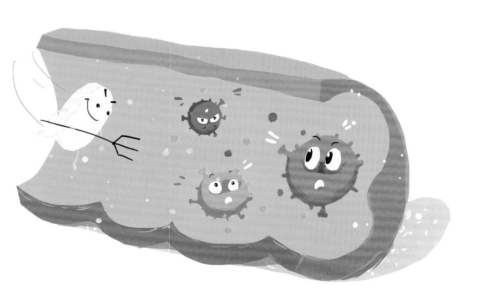

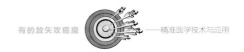

个体化治疗方案，达到疗效最大化。

在进行组织活检时，有时由于取出的肿瘤组织太小，往往无法准确反映患者的病程实际状况及治疗效果，这直接阻碍了对肿瘤患者的有效

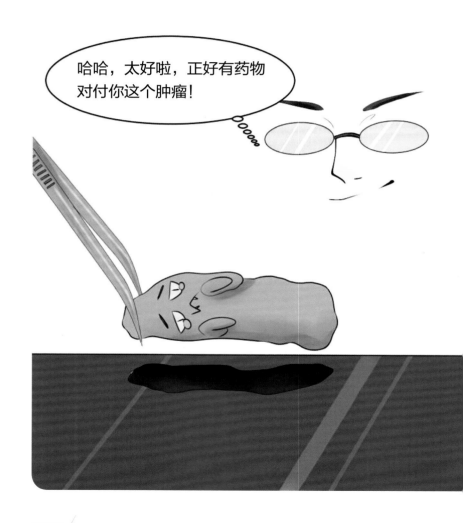

治疗。有了液体活检的技术，通过从血液中捕获循环肿瘤细胞来获取肿瘤组织信息，为鉴定肿瘤患者癌细胞的不同表型提供了极大的便利，从而可以帮助我们更好地了解癌症及其他疾病，找到新的有效治疗方法。

前不久，英国曼彻斯特研究所癌症研究中心的科学家，从 31 个患有小细胞肺癌的患者血液中，分离出了从实体瘤脱落下来的肿瘤细胞，即循环肿瘤细胞。当他们分析这些细胞时，发现了一个令人吃惊的结果：这些细胞在化疗前的基因突变表型，与患者化疗有效程度及有效时间密切相关。

也就是说，通过这样的活检，可以准确预测小细胞肺癌患者对化疗是敏感还是耐受，他们的实验结果表明准确率高达 88.3%，同时，还可以准确预测，若肿瘤没有继续进展，患者的生存期会是多久。

而对于非小细胞肺癌，液体活检也是大有用武之地。

通过检测血液样本中表皮生长因子受体（*EGFR*）突变的基因，可以明确哪些肺癌患者出现了基因突变。而有突变的患者就可以有针对性地使用靶向药物，实现因人而异的精准治疗。这一方法已于 2016 年 6 月 1 日被美国食品和药物管理局（FDA）批准，也是美国第一个批准的、以血液为基础的、针对非小细胞肺癌的基因检测。

分子影像，让影像检查更加立体

体内装个追踪器，就能查病

大家平时一定都看过很多谍战类的大片如《007》《谍影重重》等，这些电影中经常会出现在全球定位系统（GPS）的指引下，利用追踪器来跟踪对手的桥段，使得影片悬念迭起，吊足了观众胃口。其实，医生们也在用同样的手段，为患者诊病治病。

这个手段，就是分子影像学。

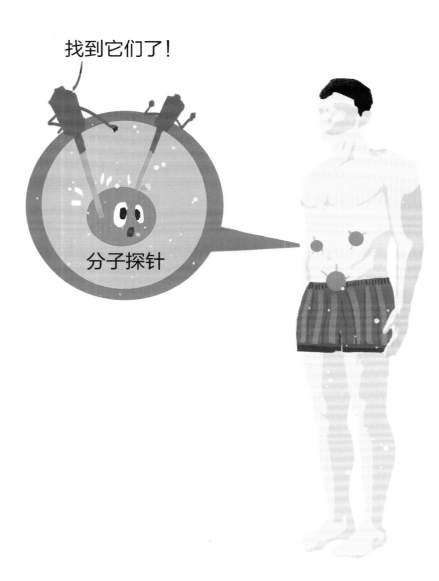

我们大家熟悉的 X 线、CT、MRI、超声成像等传统影像学检查，就是通过显示人体解剖学结构的改变，来帮助医生诊断疾病的。

然而，现在单纯以解剖结构的改变为基础的医学影像，已不能满足临床医学和研究的需要。人们希望在解剖结构发生变化之前，就能够观察到体内脏器组织的功能变化，从而能在早期发现疾病，并为临床诊断提供精准的疾病信息。

分子影像学的诞生，初步实现了这种功能加结构的显像方式。分子影像学并不神秘，就是把类似追踪器这样的东西，我们称之为分子探针注入人体，然后在现代化影像手段的配合下，观察其在人体内组织器官的显像，从而反映出人体内脏器组织分子水平的功能变化。

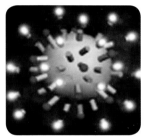

高大上的 PET-CT 检查，用的就是这一招

目前，最成熟的分子影像学技术就是 PET-CT，PET（positron emission tomography，正电子发射断层显像）是一种先进的核医学影像技术，CT（computerized tomography，计算机断层摄影术）是一种临床已广泛应用且仍在迅速发展的 X 线断层成像技术。

将这两种技术有机地整合到一起并进行图像融合，就可以了解人体器官和组织的血流灌注和代谢改变，从而完成精确诊断。

换句话说，PET-CT 显像就好像在坏人身上装了追踪器一样，无论他跑到哪里，都可以在茫茫人海中将其成功定位。

其中，最常用的"追踪器"是用放射性核素标记的氟代脱氧葡萄糖（FDG）。FDG 在结构上类似葡萄糖，而肿瘤细胞最需要葡萄糖，因为它要不断扩大、增值，占领我们的健康组织，所以它往往更"勤奋"，摄取营养和自身代谢的速度都远远超过正常组织。

因此，当把 FDG 注射入肿瘤患者体内后，肿瘤细胞对它的摄取也远远超过正常组织，通过影像设备就可以清晰地显示出，病变的解剖位置及功能代谢情况，再隐蔽的肿瘤也无处遁形。

同样，PET-CT 不仅可以早期诊断肿瘤，还可以评估治疗效果。不仅如此，还能早期诊断出肿瘤治疗后是否还有残留，是否又有复发。而这一点，CT、MRI（magnetic resonance imaging，磁共振成像）等以人体解剖学结构信息为主的影像检查手段，有时却很难做到这一点。

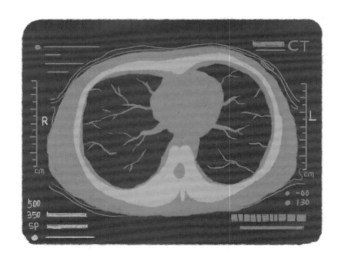

常规CT

随着技术的不断进步，可以畅想，在不久的将来，医生们有望借助分子影像学的技术洞悉人类疾病的分子基因，从而实现高危人群的早期预警、筛查，疾病的分子水平定性诊断，治疗方案的合理选择、优化，疗效的实时判定，推动医学模式进入分子水平精准诊疗的个体化医疗新时代。

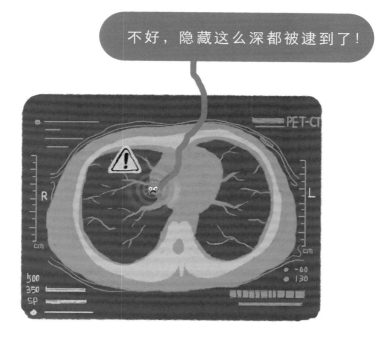

PET-CT

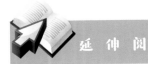

延 伸 阅 读

PET-CT 与普通 CT、MRI 对比优势

1. PET-CT 能定量地反映病变的生物学特性：PET-CT 是目前唯一可以定量评价体内生化改变的显像技术。也就是说，可精确地用量的概念来反映病变的生物学特性。

2. 一次检查可了解全身的整体状况：PET-CT 一次显像能同时获得 PET 与 CT 两者的全身各方向的断层图像，便于一目了然了解全身的整体状况，这对肿瘤等全身性疾病的诊断、分级、分期和治疗方案的制定，以及肿瘤原发病灶的寻找和转移与复发的诊断尤为有利。

3. PET-CT 灵敏准确：PET-CT 技术提供了准确的空间定位。灵敏度高、分辨率好、图像清晰；另外，由于 PET 阳性显像的反差大，更可灵敏地反映功能异常，因此对某些病灶的显示和检出率明显优于 CT、MRI。

4. PET-CT 检查安全、舒适、无创伤：接受 PET-CT 检查，受检人只需接受静脉注射微量的显像剂，然后像躺着休息一样接受检查，不会出现任何不适。所注射的显像剂通常几十分钟到几小时内就完全从体内代谢消失，对人体基本不构成伤害。

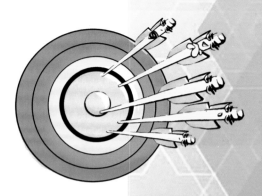

三　有了这些武器，
攻克癌症更进一步

❶ 精准的癌症杀手——分子靶向治疗

箭要射向何方？

我们都知道，手术、放射治疗及化学治疗是人类治疗恶性肿瘤的主要武器。随着科学技术的进步，特别是基因诊断技术的进步，人类已经可以对肿瘤细胞从分子水平上进行细致的研究与分析，并根据肿瘤细胞的基因突变情况，形成相应的治疗对策。这样，分子靶向治疗就应运而生了。

箭要射向致癌位点，是它在作怪

恶性肿瘤的发源地很深，藏在细胞里。癌细胞内部有致癌位点，它

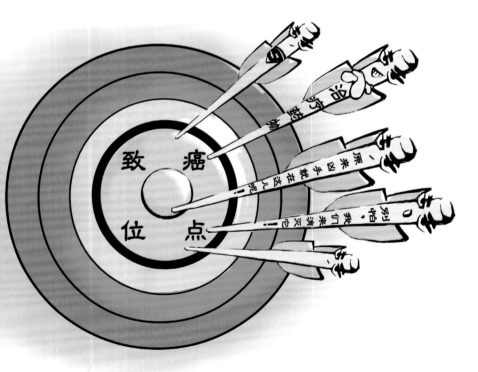

是我们治疗癌症的突破口。致癌位点可以是肿瘤细胞内部的一个蛋白分子，也可以是一个基因片段。这些将成为医生治疗癌症时要瞄准的靶，医生会利用手中的箭，也就是治疗药物，来瞄准这个形成癌症的靶，捣毁这个癌症的发源地。一旦箭射准靶心，击中了致癌位点，癌细胞生长繁殖的能力将大幅下降，甚至完全丧失，就不会继续发展，癌症患者接受了这样的治疗后，病情也会慢慢好转。这就是分子靶向治疗。

所谓的分子靶向治疗，就是在细胞分子水平上，针对已经明确的致癌位点，来设计相应的治疗药物，药物进入体内会特意地选择致癌位点发生作用，使肿瘤细胞特异性死亡，而不会波及肿瘤周围的正常组织细胞，所以分子靶向治疗又被称为"生物导弹"。

靶向药物更精准，副作用也小得多

靶向药物与常规化疗药物最大的不同在于其作用机制。

常规化疗药物通过对细胞的毒害发挥作用，由于不能准确识别肿瘤细胞，因此在杀灭肿瘤细胞的同时也会殃及正常细胞，所以产生较大的毒副作用。

而靶向药物是针对肿瘤基因开发的，它能够识别肿瘤细胞上由肿瘤细胞特有的基因所决定的特征性位点，通过与之结合（或类似的其他机制），阻断肿瘤细胞内控制细胞生长、增殖的信号传导通路，从而杀灭肿瘤细胞、阻止其增殖。

由于这样的特点，靶向药物不仅效果好，而且副作用要比常规的化疗药物小得多。使用靶向药物的治疗方法称为"靶向治疗"（targeted therapy）。

过去的 15 年里，癌症治疗取得了显著的进展，许多科学进步在这其中扮演了重要的角色。在这期间，抑制肿瘤血管生成和癌细胞生长内在驱动因子的靶向疗法，以及增加宿主抗肿瘤免疫力的免疫调节疗法相继获得监管机构的批准。

随着肿瘤治疗观念的进步，应用靶向技术，向肿瘤区域精确递送药

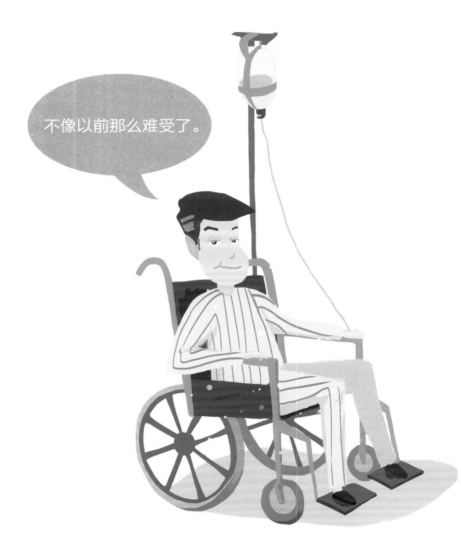

物的"靶向治疗"，以及利用肿瘤特异的信号传导或特异代谢途径控制的"靶点治疗"，也成肿瘤治疗研究的热点。

基因突变与癌症，关系不一般

基因是人体的遗传信息，一个人之所以区别于其他生物、区别于其他人，都是由基因决定的。而人体细胞在分裂时，DNA 都会进行复制，虽然在复制时总是会出现一些错误，但是奇妙的人体也有修复这些错误的本领。

不过，当这些错误不能被及时更正时，问题就来了，就会导致基因突变。

基因突变会导致癌症发生

如果基因突变位点很关键，导致某些影响细胞分裂和增殖的基因活性增强，就会引起细胞分裂失控。除了细胞分裂产生突变外，外部环境刺激如吸烟、雾霾、放射线、饮食等，也导致基因发生突变。

这些突变如发生在关键基因的关键位点，也会导致细胞增殖失控。细胞无限制地生长，就会导致癌症的发生。

"油门""刹车"失灵，人就会得癌症

在基因与肿瘤的关系上，有原癌基因和抑癌基因之分。原癌基因是那些在人生长发育、细胞分裂中发挥重要功能的基因，一般是活性恰当。但如发生突变则会导致活性增强，细胞分裂失控，有人将它们比作汽车的油门。

抑癌基因是那些抑制细胞增殖的基因，这些基因的存在抑制了细胞的过度增殖，起到限制原癌基因活性的作用，当这些基因发生了失活突变，即没有了功能，也会导致肿瘤发生，有人将其比作是汽车的刹车。

在我们人体中，细胞就像一辆行驶中的汽车，往好的方向走还是往坏的方向走，完全由油门或是刹车决定。油门和刹车正常的话，就没有癌变基因；但假如油门或是刹车出现了故障，基因发生了突变，正常细

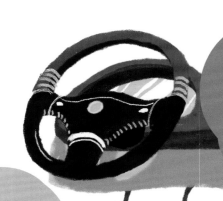

原癌基因，只要□度（活性）控制□好，我就不会发□飙车（患癌）。

抑癌基因，有我在，原癌基因不敢随便发飙！

刹车

油门

胞就突变成癌细胞。这些发生在关键位点上突变基因，我们称它为肿瘤的驱动基因，它可以说是决定癌症的"罪魁祸首"！

根据科学家目前的研究发现，常见的驱动基因包括：肺癌突变的 *EGFR*、*ALK* 融合基因、肠癌突变的 *KRAS*、乳腺癌突变的 *HER2* 等，这一大类都是驱动基因。因此，我们可以通过先进的检测技术，找到突变基因这些"凶手"，然后再根据不同的驱动基因，采用合适的药物针对它进行靶向治疗，这在癌症治疗方面往往可以起到事半功倍的效果。

小 知 识

跟癌症有关的"凶手"，有哪些？

常见肿瘤相关基因主要有以下几种：

EGFR 是一种广泛分布于人体各组织细胞膜上的多功能糖蛋白，是 HER/ErB 家族成员之一。它的酪氨酸激酶编码区（*EGFR-TK*），对肿瘤细胞的繁殖、生长、修复和存活等起重要作用，一旦发生突变，往往集中在 18-21 外显子上（L858R、19 号外显子缺失）。是肺癌发生的重要驱动基因之一。

第一代针对 *EGFR* 的靶向药：易瑞沙（Iressa)和特罗凯（Tarceva）（针对位点：L858R、19 号外显子缺失）。

第二代 *EGFR* 抑制剂，代表产品是阿法替尼（Afatinib）（针对位点：L858R、19 号外显子缺失、T790M）。

第三代 *EGFR* 抑制剂，代表产品是奥希替尼（Osimertinib）（针对位点：T790M）。

ALK（anaplasticlymphoma kinase）为间变性淋巴瘤激酶。在非小细胞肺癌中、弥漫性大 B 细胞淋巴瘤和炎症性肌纤维母细胞瘤（IMT）中都发现有 ALK 基因重排，证明 ALK 是强力致癌驱动基因。

KRAS 突变最常见于结直肠癌。KRAS 突变可促进肿瘤的恶性进展，同时也是 EGFR 抑制剂活性的预测性标记物。

现有研究表明，KRAS 突变型患者并不能从抗 EGFR 治疗（爱必妥）中获益，反而徒增不良反应危险和治疗费用。

HER2（人表皮生长因子受体 -2）是具有酪氨酸激酶活性的表皮生长因子受体家族的一个成员。受体的聚合作用会导致受体酪氨酸残基的磷酸化，并启动多种信号通路导致细胞增殖和肿瘤发生。HER2 的过度表达也可见于乳腺癌、胃癌及其他肿瘤如卵巢、子宫内膜、膀胱、肺、结肠和头颈部癌等。

P53 是一种肿瘤抑制基因（tumor suppressor gene）。在所有恶性肿瘤中，一半以上会出现该基因的突变。

不同的癌症，也许有同一个杀手

不同的癌症，尽管发生的部位不一样，患者的症状也不一样，但是一旦我们了解了跟癌症有关的凶手，就会发现，在基因水平，不同的癌症却可能有着共同的驱动基因！

这就意味着，不同的癌症，也可以用同一种药治疗。

　　乳腺癌作为都市女性的头号杀手，往往可以看到 *HER2* 基因的过度表达，这种基因突变也是肿瘤恶性程度比较高的一个信号。在精准医学的模式下，患者的治疗模式也从"一刀切"转向"量体裁衣"，针对这一基因突变的药物曲妥珠单抗，可以大大提高乳腺癌的控制，提高治疗的效果。

　　胃癌在我国较为常见，在一部分胃癌的患者身上，我们同样也可以见到 *HER2* 基因的过度表达。按照精准医学的思路，可利用针对这一靶点的靶向药物对肿瘤进行精准打击，从而实现了异病同治。

　　又如，*BRAF* 基因变异已经被发现存在于超过半数的黑色素瘤中。如今，在新的研究中，*BRAF* 基因变异也被发现存在于 7% 的特定肺癌肿瘤、4% 的结肠癌恶性肿瘤以及更小比例的脑癌、膀胱癌、头颈癌、肾癌和卵巢癌肿瘤中。也就是说，*BRAF* 基因变异，不仅能引起黑色素瘤，还可能引起肺癌、结肠癌、脑癌、膀胱癌和卵巢癌等。

　　事实上，基本上所有癌症都是由 200~400 种基因变异引发的，重要的是，能发现这些驱动基因，并针对这些驱动基因开发出有针对性的治疗药物，从而达到抑制肿瘤细胞生长的目的。

2 晚期肺癌，有了"不死神药"

"不死神药"是什么？靶向药物是一种

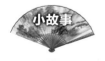

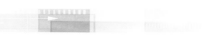

　　从前有个聪明的人，手里拿着一种药，自称是"不死神药"，要献给楚王。宫门口的卫士拦住他，怀疑地说："如果这药真的是

以肺癌举例，它的不死神药是什么

在讲下面这位先生的经历之前，我们要先了解一下，跟肺癌有关的基因知识。

肺癌有不同的病理类型，包括腺癌、鳞癌和小细胞癌，临床上最常见的就是腺癌。差不多有超过 50% 的肺腺癌患者，确诊时就是晚期肺癌了。

基因突变是癌症的元凶，基因突变使我们体内正常的细胞增殖、分化、代谢和防御的信号传导系统发生了"政变"，导致肿瘤的恶性复制，迅速在人体内占有一席之地。

在肿瘤发生过程中，常有多个控制细胞生长和分化的信号通路的基因突变，使细胞无限制的生长。比如表皮生长因子受体，在相当一部分的人类肿瘤细胞存在高表达，还有的则存在着间变性淋巴瘤激酶的重排，这些都与肿瘤的发生发展及预后密切相关。

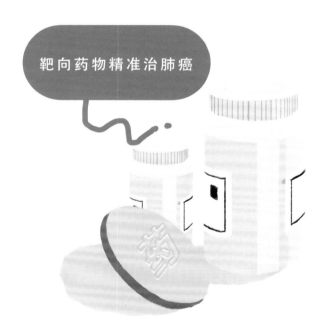

靶向药物精准治肺癌

既然这些突变的基因在肿瘤的发生、发展中这么重要，我们怎么发现它们呢？

我们现在有两种方法：一种就是通过组织活检或是手术，获得患者的肿瘤组织进行检查；还有一种方法就是通过抽取患者的血液或是体液，通过基因测序的方法，来明确是否发生了突变。

如果关键基因发生了突变，我们就可以以这一基因作为靶点来治疗肿瘤，这就是我们前面介绍过的分子靶向治疗。

在肺腺癌中，很多患者都存在着 *EGFR* 高表达，并且肿瘤的生长依赖着 *EGFR* 信号传导通路。我们通常使用的靶向药物易瑞沙和特罗凯，就可以抑制 *EGFR* 酪氨酸激酶的磷酸化，阻断 *EGFR* 信号通路，从而达到控制肿瘤的目的。

而且，使用此类药物在东方人群中的生存期和有效率要明显优于西方人群，可以说是"这是上帝送给东方人的礼物"。

有一种"不死神药"，叫"免疫治疗药物"

一个期待"不死神药"的人

王先生，一位成功的企业家，经历了一段痛苦的经历，他尤其渴望有一种不死神药的帮助，因为他在事业、家庭双丰收的时候患了肺癌。治疗肺癌的过程中，他的心情起起伏伏，经历了四部曲。

第一部：足足一个多月的疯狂求医

王先生刚被确诊罹患肺癌时，他不相信，自己才 50 岁啊！他不甘心，于是北京、上海到处跑，找专家、找名医，做最先进的检查 PET-CT，做病理活检，到处会诊，做基因突变检测，等等，足足一个多月疯狂地求医、会诊，但是结果却让他失望，仍是右肺腺癌并淋巴结、骨转移，肺癌晚期，基因检测为野生型。

这时的他已经接受现实了，并且咳嗽加剧，活动剧烈则气促，吃不好、睡不好，人也瘦了一圈。

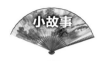

跟你聊聊肺癌的基因检测

1. 什么是野生型基因检测？

目前国内外的权威指南均建议，肺腺癌（或具有肺腺癌成分的混合肺癌）患者都应该接受表皮生长因子受体和间变性淋巴瘤激酶及 *KRAS* 的检测。无论患者的性别、种族和吸烟习惯如何，都应该进行上述测试。

如果在检测中，发现有基因突变，我们就称为突变型基因，没有发现基因突变，则称为野生型基因。如果发生了基因突变，医生就可以根据突变的基因类型，选择相应的靶向药物对患者进行治疗。

2. 基因检测的目的是什么？

一般来讲，现阶段的患者，仅需检测主要的三类靶点即可。

（1）*EGFR*   肺癌最常见的突变是 *EGFR*，这个靶点突变率在所有靶点里面最高，突变后可以服用的靶向药物也较多，如易瑞沙、特罗凯、阿法替尼、奥希替尼等。*EGFR* 突变在中国肺腺癌患者里面大概占到 50%，也就是说，有一半左右的非小细胞肺癌患者存在这个靶点的突变。

如果存在突变，后续可以服用相关靶点用药，最常见的是外显子 19 缺失和外显子 21 L858R 突变，这两个外显子突变，药效最好。

（2）*ALK*   *ALK* 突变在肺癌患者中也占有一定的比例，大概是 5%。虽然不高，但是肺癌患者的基数很大，如果 *EGFR* 基因未突变，还是很有必要进行检测的。*ALK* 突变的药也比较多，如克唑替尼、色瑞替尼等。

（3）*KRAS*　*KRAS* 突变的出现会影响肺癌靶向药的治疗效果，甚至会导致患者对易瑞沙等靶向药无效。大概有 20% 左右的患者存在不同程度的 *KRAS* 突变，尤其在大量吸烟的患者中最常见。如果发现存在该点位突变，要及时调整治疗策略，也可以使用 *EGFR* 药物联合抑制 *KRAS* 药物进行治疗。

除了以上这些靶点以外，关于肺癌的基因突变的研究还在不断深入，关于新的靶点研究 [如 *ROS*1，*RET*，*ERBB*2（*HER*2），*BRAF* 和 *MET*] 也在进行中。

第二部：接受晚期肺癌的事实，接受化疗

医生告诉王先生，其患的肺癌是绝症，并且已经是晚期，他的治疗主要靠化疗，因为没有基因突变，没有靶向药物可以给他用。

治疗癌症，就如同打仗一样，检测做得全面，则知己知彼；如果有 *EGFR*、*ALK* 等突变的话，就如同多了潜艇、导弹等的优良、精准的武器一样，可以用相应的靶向药物来治疗肺癌。

可他非常不幸，没有基因突变，只好化疗。化疗和手术、放疗一样，也是肿瘤的一种重要治疗手段。王先生的情况，按照治疗常规，应该要进行 4~6 个疗程的化疗。但化疗的副作用比较大，会出现呕吐、食欲下降、白细胞减少，而且疗效也不是很好，大约只有不到一年的生存期。

王先生进行了化疗，刚开始效果还好，虽然有白细胞低、乏力、恶心等不适，但肺部的肿瘤缩小了，咳嗽减轻了，他非常高兴，渐渐有了信心。

第三部：化疗进展不顺利，病情变重，快绝望了

当王先生化疗到第 6 个疗程，不幸的是，在进行 CT 复查的时候，发现肝转移了。原来的化疗方案已不能控制肿瘤的发展了，医生经过慎重考虑，为王先生重新制定了新的方案，调整了化疗药物，可是结果又

再一次让他失望了。

王先生的病情越来越重，全身浮肿，不能行走，腹部膨隆，不能吃，不能睡，肝功能出现异常，稍微活动就气促，已经奄奄一息了！他彻底绝望了，他多么期待能有一种"不死神药"出现啊！

第四部：希望终于出现，"神药"来了！

没想到，"神药"真的出现了！ 2013 年开始精准治疗的热潮刮遍了全世界，其中的免疫治疗，发出耀眼的光芒。曾有人预言，免疫治疗可能是治愈肿瘤的唯一有效的方法，而 PD-1（程序性死亡受体 -1）是其中最耀眼的一颗明珠。

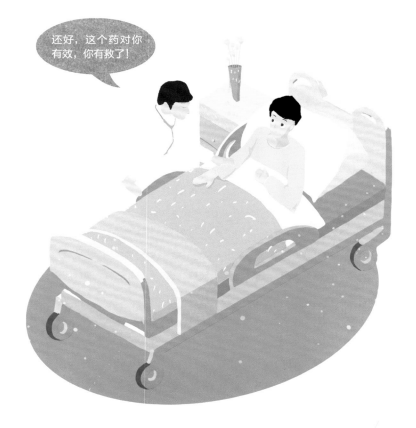

还好，这个药对你有效，你有救了！

王先生有幸用上了 PD-1，用了 2 次，水肿开始消退，用了 3 次，已经能下床行走了。现在已经用了 16 次了，检查提示肿瘤几乎全部消退。

PD-1 对他来说称得上是"不死神药"，他是不幸的，也是幸运的，他赶上了精准医学时代，受益于精准医学带来的医学诊断和治疗的进步。

没有基因突变的，可以尝试免疫治疗

像王先生一样，没有发现基因突变的，可以尝试免疫治疗。但免疫治疗筛选患者也是很严格的，并不是所有人都像王先生这样幸运。

免疫治疗是指通过免疫系统达到对抗癌症目的的治疗方式，也是生物治疗的一种。识别和杀死异常细胞是免疫系统的天然属性，但是癌症细胞经常有逃避免疫系统的能力。过去几年，癌症免疫领域的快速发展，产生了几种治疗癌症的新方法，通过增强人体免疫系统中某些成分的活性，或者解除癌细胞对免疫系统的抑制来发挥作用。

免疫治疗两大作用：

（1）增强自身免疫系统：免疫力加油，和癌细胞血拼到底！

（2）使癌细胞失去"隐身"能力：免疫系统攻击力加油，帮助免疫系统有效识别并攻击那些"隐蔽"的癌细胞，让癌细胞无处藏身！

广义的免疫治疗有很多种，包括免疫检查点抑制剂、免疫细胞治疗、治疗性抗体、癌症疫苗，以及免疫系统调节剂等。近年来，在免疫检查点抑制剂方面的研究取得了重大突破，故现在免疫治疗往往特指狭义的免疫治疗，即免疫检查点抑制剂。

激活免疫检查点，癌细胞就能逃脱、存活

人体的免疫系统有两大免疫细胞，B 细胞和 T 细胞。B 细胞受到抗原刺激后大部分成为浆细胞，由浆细胞产生球蛋白抗体进行体液免疫。T 细胞是抗肿瘤免疫的核心执行者，可以产生促进自身免疫功能和抑制自身免疫功能的一系列蛋白小分子。

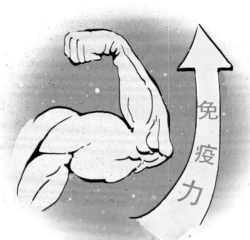

战斗值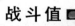

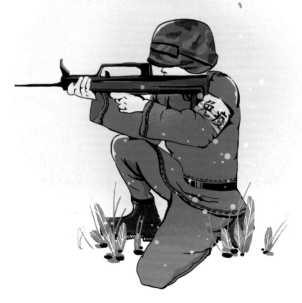

　　健康人体中，T细胞产生的这些小分子协同作用，相得益彰，维持人体正常的免疫功能。免疫检查点，通俗地说，就是T细胞中那些自然存在的可以抑制免疫系统的蛋白小分子。

　　免疫检查点就像人体免疫系统的一个制动器，如果被激活，就会抑制免疫细胞功能。狡猾的肿瘤细胞为了躲避免疫细胞的攻击，就通过激活免疫检查点，来抑制免疫系统对其攻击，从人体免疫系统中逃脱存活下来。

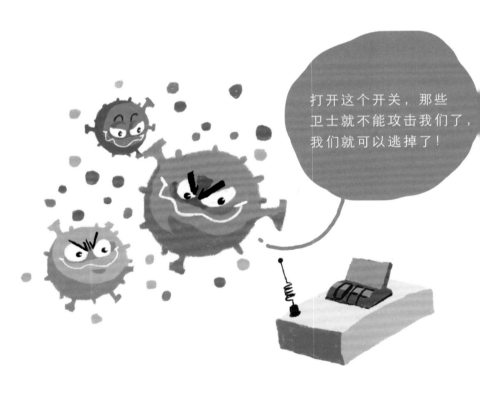

如果能阻止癌细胞对免疫检查点的激活，就可以让免疫系统保持正常功能，攻击和杀灭癌细胞。

在这种思路引导下，就产生了免疫检查点抑制剂这类新药物。其实，免疫检查点抑制剂这类新药并不直接作用于肿瘤细胞，而是通过作用于T细胞等免疫细胞上特定的小分子，解除人体的免疫抑制，系统性地增强全身的抗肿瘤免疫反应来杀灭肿瘤。

目前最常用的免疫检查点抑制剂主要是针对PD-1和PD-L1这两个小分子。

免疫检查点抑制剂改写了肿瘤治疗的历史，将晚期肿瘤的药物治疗向前推进了一大步。PD-1是精准医学时代的研究最火的药物，它在很多肿瘤的治疗中均有很好的疗效，但它在晚期肺癌的治疗中的有效率还很低，也有耐药性，这是精准医学中的难题。

"胸险"的乳腺癌

任性的性感女星，切掉双乳防癌

美国好莱坞著名性感女星安吉丽娜·朱莉，她的母亲于2007年因乳腺癌去世。

2013年，朱莉通过基因检测，发现自己携带的 *BRCA*1（乳腺癌-1号基因）发生突变，这会使她未来罹患乳腺癌的概率大大增加。为此，她做了一个任性又大胆的决定——接受了预防性的双侧乳腺切除及乳房再造术，将患乳腺癌的概率从87%降到了5%以下，并在《纽约时报》上刊登了一篇题为《我的医疗选择》的公开信，坦言自己做出了"坚强的选择"。

没过多久，又传来她切除卵巢的新闻，原因是 *BRCA*1 这个基因发生突变，也会让她罹患卵巢癌的风险高达50%，因此，她毅然决定，切除卵巢，降低患癌风险。

乳房和卵巢，两个对女性如此重要的器官，朱莉竟能做出这样坚强的选择，以预防病魔，她的勇气着实让人钦佩。

她推广这种"未病先防"的做法，其目的是为了引起人们对乳腺癌等的关注。

小知识

BRCA 基因突变

*BRCA*1 和 *BRCA*2 是两种具有抑制恶性肿瘤发生的优良基因，也被称为"抑癌基因"，它可以调节人体细胞的复制、遗传物质 DNA 损伤修复，如果 *BRCA*1 或 *BRCA*2 基因的结构发生了变化，也就是我们常说的"突变"，那么它所具有的抑制肿瘤发生的功能就会受到影响，可以让乳腺癌、卵巢癌的发病风险大大提高。

在欧美等国该基因突变发生率高，所以美国早已经普及了该基因的检测，而我国 *BRCA*1 基因突变发生率低，但现在也已经引起重视了，对乳腺癌的患者已经常规检测该基因了。

因太忙，轻视病情，不幸病逝

歌手姚贝娜，是个性格爽朗又坚强的人，29 岁时发现患了乳腺癌，她没有悲观失望，而是积极配合医生诊治，做了详尽的检查，医生告诉她，病情还是早期，肿瘤的生物学行为还不错，复发率低于 5％。

小知识

肿瘤的生物学行为

每个人都有自己的生活方式，有的人喜欢运动旅游，有的人喜欢抽烟喝酒。肿瘤的生物学行为就可以理解为肿瘤细胞的生活方式。

一方面就是肿瘤细胞的异型性，就是说肿瘤组织无论在细胞形态和组织结构上，都与其起源的正常组织有不同程度的差异，这种差异称异型性。

另一方面就是肿瘤组织的扩散和转移，肿瘤细胞可以由原发部位连续不断地沿着组织间隙、淋巴管、血管等侵入周围邻近组织和器官继续生长，直接蔓延，也可以通过淋巴道、血液转移到远处的组织器官。

如果说一种肿瘤的生物学行为差，往往就是指其恶性程度高，易于播散转移。

姚贝娜积极地配合做了手术，并做化疗，但化疗还没有做完，就因为工作而中断了治疗。此后近 2 年她越来越忙，越来越出名，没时间按医生的医嘱复查、吃药，最后癌症转移了，不可救治，不少网友、粉丝都为她惋惜。

通过姚贝娜的悲伤例子，我们要知道，患了乳腺癌要积极治疗，还要注意休息，定期复查，有些乳腺癌是需要长期用药治疗的！

为何有人痊愈，有人逝去？

一些知名女性，如大家熟知的宋美龄、于凤至、王光美、于蓝（电影《烈火中永生》中江姐的扮演者）、蔡琴、姚贝娜、陈晓旭等都曾患过乳腺癌，她们有些已经痊愈，有些则病逝于乳腺癌。同样是乳腺癌，有些人生存时间很短，而有些人却可以长期生存，这是为什么呢？

这是因为，虽然同为乳腺癌，由于肿瘤的异质性，事实上却等级森严。从微观的角度来看，每一例乳腺癌患者却都存在着个体差异，可以分个"三六九等"。

"三六九等"按什么依据分的？

要对乳腺癌进行精准的个体化治疗，首先要明确乳腺癌的分子分型。

目前，国内主要使用免疫组化技术来进行乳腺癌分子分型。免疫组化得到的数据就在患者的病理报告中，它们包括雌激素受体（ER）、孕激素受体（PR）、人表皮生长因子受体-2（$HER2$）和 Ki-67（细胞增殖指数）。

一些类型乳腺癌是受雌激素或孕激素刺激引起的，在这种类型的癌细胞上，可以发现有 ER 和 / 或 PR 阳性。

在 20% 的患者中，乳腺癌细胞中有很多的 $HER2$ 蛋白受体。这种类型的肿瘤被称为 $HER2$ 阳性，它往往比其他形式的乳腺癌扩散得更快。

而 Ki-67（细胞增殖指数）则反映了指数高低与许多肿瘤分化程度、浸润、转移及预后密切相关，Ki-67 越高，肿瘤的预后越差。

只要把常见的 4 种分子进行组合，就可以进行乳腺癌分子分型工作了。

有"十恶不赦"的乳腺癌，也有"小混混级别"的乳腺癌

目前，科学家们将不同基因表达的乳腺癌分为 5 个类型，而不同类型的乳腺癌恶性程度是不同的，预后、治疗反应等方面都有明显差异。换句话说，虽然都是坏人，也有十恶不赦的大恶人和可以改造好的小混混之分。

比如 luminal A 型，因为有 ER 和 / 或 PR 的表达，同时还没有 $HER2$ 这种坏分子的表达，Ki-67 也不高，就像是一个拿匕首的街头小

混混，经过批评教育（单纯内分泌治疗），还是有很大机会改造成功的。

而基底样型（三阴型）乳癌，既没有 ER 和 / 或 PR 的表达，也没有 HER2 这种坏分子的表达，就像是一个十恶不赦的大恶人，即使对化疗比较敏感，但非常容易出现复发和转移，对患者危害最大。

在精准医学时代，通过对乳腺癌的分子分型，可完成诊治的个体化和精确治疗，从而大大提高乳腺癌的疗效。现在，很多类型的乳腺癌已经可以作为慢性病来治疗了。

延 伸 阅 读

乳腺癌分子分型

分子分型	定义	治疗方法	危害性
luminal A型	ER+或PR+ HER2- Ki-67低（＜14%）	单纯内分泌治疗	危害越来越大
luminal B型	HER2- ER+和/或PR+ Ki-67高（＞14%）	内分泌治疗 ±化疗	
	HER2+ ER+和/或PR+ Ki-67任何水平	化疗 +抗HER2治疗 +内分泌治疗	
HER2过度表达型	HER2+ ER-和PR-	化疗 +抗HER2治疗	
基底样型（三阴型）	HER- ER-和PR-	化疗	

有了新药，乳腺癌患者也能勇敢当妈妈

小乔是 2004 年被确诊患了乳腺癌，当时只有 25 岁，还没生孩子。从无法接受到必须接受现实，她挣扎了很久，医生给她做了全面检查，是 luminal B 型，建议她做了保乳术和化疗，治疗后要求内分泌治疗 5 年。她坚持做到了，很多人都佩服她！

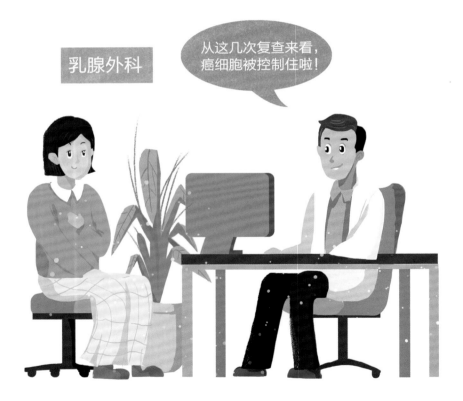

　　5 年后，她想生个宝宝，咨询医生后，她犹豫了。因为医生告诉她，她所患的这种 luminal B 型乳腺癌和 luminal A 型乳腺癌一样，是激素依赖性肿瘤。也就是说，这种类型的乳腺癌的生长与体内雌激素或孕激素刺激有关。这其中，雌激素在大部分乳腺癌的发生发展中，起着至关重要的作用。

　　内分泌治疗就是通过降低体内雌激素、孕激素水平来抑制它们的作用，从而达到抑制肿瘤细胞的生长。而如果小乔坚持要孩子的话，在怀孕前及妊娠中就必须停止用药，并且由于妊娠的影响，体内雌激素、孕激素水平也会发生变化，进而导致肿瘤的复发。

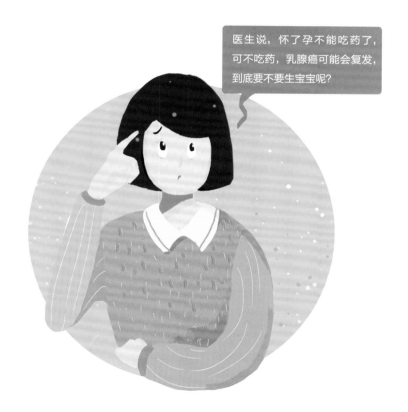

小乔考虑了一段时间后，还是决定怀孕生子。很快孩子降生了，但孩子刚刚 1 岁，小乔复查发现肺转移了。为了孩子，她更要坚强。

医生建议她更换新的内分泌药物治疗，效果很好。但 2 年后出现了肝、骨转移，使用了针对 *HER*2 的靶向药物，病情又得到了很好的控制。

精准医学时代，靶向治疗的进步，使得很多乳腺癌的患者生命得以延长！

一部分乳腺癌是可以治愈的，而有些乳腺癌很容易复发和转移，经过精准治疗，仍可以很长时间存活，像高血压、糖尿病等慢性病一样，但还有部分患者治疗效果差，预后很差，生存期很短。

随着医学的进步，乳腺癌分子分型的推广普及、新药的研发、靶向药物的应用，乳腺癌的治疗已步入了精准诊疗的时代，通过对乳腺癌的分子分型，有针对性地进行个体化和精准的治疗，正慢慢将其变成一个慢性病程。

4 精准医学铺路，治肠癌不曲折

精准医学时代，肠癌能预测！

小故事

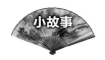

扁鹊四见齐桓公

一提"扁鹊"这个名字，家喻户晓，他是我国古代的一位医术高明的名医，最广为流传的是扁鹊见齐桓公的故事。

有一天扁鹊见到齐桓公，对齐桓公说："君主皮肤有病，需要治疗。"但齐桓公没有任何不适感，仅仅一点皮肤变化就要治疗，

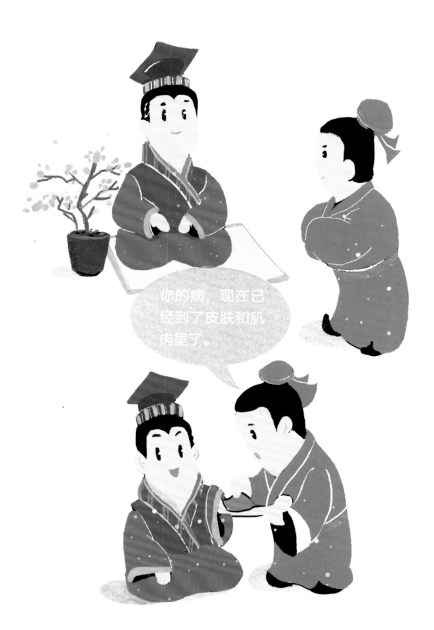

不可接受，心里很不屑；扁鹊第二次、第三次见到齐桓公，说病情在加重，已经到达肠胃了，建议齐桓公尽快治疗，但仍被拒绝；扁鹊第四次见到齐桓公转身就跑，问其原因回答道："病情进入骨髓，无药可救了。"果然，齐桓公不久便病逝了。

难道扁鹊真的有神眼，可以如此之高明？这是中医广为流传的"治未病"理论。古代的名医善于观察、总结。看到这里大家一定在想，我们现在科学如此发达，是否也有扁鹊一样的神眼，如果也能做到"不治已病治未病"，防微杜渐，那该多好啊！

随着人类基因谱解码，基因组测序技术迅猛发展，对基因突变和肿瘤的相关性的认识不断深入，通过基因检测预测肿瘤的发生已经成为可能，"治未病"近在眼前！可以说，有些遗传性的肠癌是可以预测的！

查大便，就知道有没有大肠癌

大肠癌有 80% 是由大肠息肉演变而来，所以，一般来说，50 岁以上的人，一年检查一次肠镜，看是否有大肠息肉，就至关重要。如果肠镜检查发现大肠息肉，可以马上进行切除，这是预防大肠癌的一个重要手段。

但是，有些人就是很抗拒肠镜，以至于错过早期发现大肠癌的时机。现在有了新技术——粪便基因检测技术，就是检查大便，查查其中有没有肠癌基因，就能初步判断是否患有大肠癌。

大肠癌一般发生于结直肠上皮组织中，先向肠腔内生长，在其生长过程中，不断地有肿瘤细胞脱落到肠腔内，并随着粪便排出，粪便中脱落的肿瘤细胞中含有特殊的成分，可以作为肿瘤标志物。

粪便基因检测技术，即通过肿瘤标志物来判断受检者是否可能患有大肠癌或者癌前腺瘤。这为一大批不愿首先做肠镜的人，提供了一种非常重要且高效的检测方法。

但是也要知道，这并不等于可以逃避肠镜检查。粪便基因检测只能

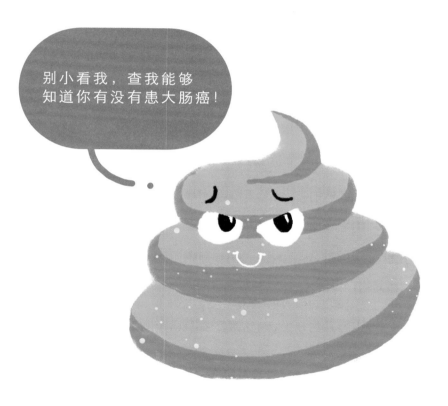

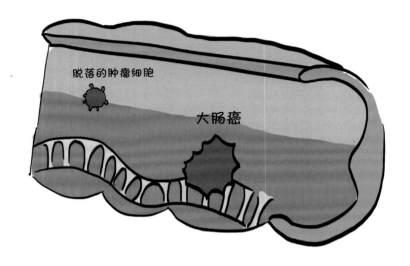

作为一种辅助诊断的方法，如果出现阳性结果仍必须要通过肠镜进行确诊和干预。

想要预测肠癌，检测这两个指标

先介绍两个术语，"错配修复（mismatch repair，*MMR*）基因突变""微卫星不稳定性（microsatellite instability，MSI）"，这对大家来说是两个非常陌生的名词，但对这两项进行检测，是目前针对遗传性肠癌的重要排查手段。

这里要先解释一下，什么是错配修复基因，什么是微卫星不稳定性？

错配修复基因，自身基因保护者

错配修复（*MMR*）基因是生物进化的保护者，具有修复 DNA 碱基错配的功能，可以维持基因组的稳定性和降低自发性突变。

也就是说，每个人的 *MMR* 基因在保护着自身的基因安全，确保人体自身不容易发生突变。目前已发现人类的 *MMR* 系统含有 9 个错配修复基因，其中以 *MLH*1 和 *MSH*2 功能最为重要，它们肩负着最主要的修复任务。

但是，最坚固的堡垒往往是从内部被攻破的。随着人体机能的改变，任何基因都存在出现错误的可能性，*MMR* 基因也不例外。由于家族遗传、年龄的增长或病原体的感染、炎症的刺激等原因，造成了

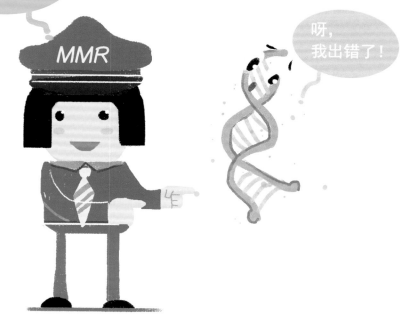

MMR 基因的突变，使得基因在复制过程中产生的错误不能被及时修复，从而不断累积起来，而这些基因错误往往就是癌症产生的元凶。

所以，在临床中，医生发现一些癌症的产生与 *MMR* 基因突变密切相关。例如 *MMR* 系统中的 *MLH*1 和 *MSH*2 突变与结直肠癌的发生、发展密切相关。

微卫星不稳定性，*MMR* 基因犯错的结果

要明白微卫星不稳定性，首先要知道微卫星序列。

微卫星序列，又称简单重复序列，是一些短而重复的 DNA 序列，一般由 1~6 个核苷酸组成。通俗地说微卫星指的就是一些基因片段。

而微卫星不稳定性 (MSI)，是指微卫星序列中的 DNA 甲基化，或基因突变致错配修复 (*MMR*) 基因缺失，从而导致微卫星重复序列长度的改变。

简单地理解，我们可以认为，*MMR* 基因缺陷（*dMMR*）=MSI 微卫星不稳定 (MSI-H)，两者不同之处只是在于检测方法不同，*MMR* 基因需要通过免疫组化来检测，而 MSI 需要通过 PCR 来检测。

很多肿瘤，如肠癌、肺癌、胃癌等等的发生，都与微卫星不稳定有关。举个例子，有一种遗传性结直肠癌"林奇综合征"（HNPCC），微卫星不稳定性的突变率可达 79%~90%。换句话说，筛查微卫星的稳定性，可以作为预测是否患肠癌的重要指标。

如果肠癌患者，检测到 *MMR* 基因突变，这种突变可以遗传给后代，携带这种突变的家属，患肠癌的风险比正常人高很多倍。因此，通过检测可以做到"治未病"，这比扁鹊的神眼可精确得多！

"微卫星不稳定性""错配修复基因突变"对应用何种药物、药物的有效性和预后均有指导意义。

另外，除了上述两种基因检测，目前肠癌还建议检测 *RAS* 基因、*BRAF* 基因是否有突变，因为二者在精准治疗中的意义更大，它们开启了肠癌精准靶向治疗的先河！

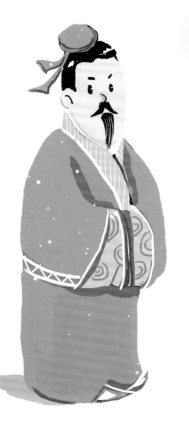

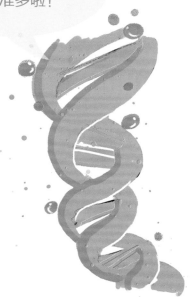

您的眼神可不如我，我看的比你准多啦！

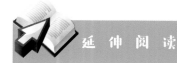

检查大肠癌，要查哪些基因？

与大肠癌有关的基因

检测项目	标本取材	临床意义
*MMR*基因蛋白（*MLH*1、*MSH*2、*MSH*6、*PMS*2）	组织切片	1．*MMR*基因缺陷患者预后相对较好，肿瘤具有复发率低、缓解期长、低转移和存活率高的特性 2．*MMR*基因蛋白检测可用于诊断林奇综合征（HNPCC）
MSI微卫星+*MMR*基因蛋白	组织切片或血液	1．*MMR*基因缺陷或者MSI-H的结直肠癌者预后较好 2．MSI及*MMR*基因蛋白检测可用于诊断林奇综合征（HNPCC）
*KRAS*基因突变检测	组织切片或血液、胸腹水	1．晚期结直肠癌患者，治疗前均应检测此项目。可用于指导治疗 2．只有野生型（即没有基因突变）才建议抗*EGFR*治疗，突变型不能从该治疗中获益
*NRAS*基因突变检测	组织切片	结直肠癌患者如果要使用*EGFR*抗体药物，除了要检测*KRAS*、*BRAF*基因状况外，还应检测*NRAS*基因状况

幸运的奶奶，找到了治疗肠癌的"钥匙"

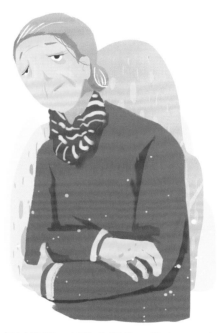

王强是肿瘤专业的在读硕士研究生，一年前正在某所权威肿瘤医院实习。不幸的消息传来了，将他从小带大的奶奶患了肠癌。据说老人家开始时出现腹痛，时有大便稀烂，老人家没当回事，以为是肠炎，自己吃药，可是好了几天后，又开始腹痛；于是到当地小医院门诊看医生，医生给她打了几天消炎针，腹痛仍时好时坏。医生建议住院，可老人家不同意，觉得腹痛不严重，一定是小事。后来腹痛越来越重了，总有便意，却总有拉不干净的感觉，最后老人家觉得实在不对劲，在当地医院住院了。经过检查，医生告诉她，她患了肠癌，要尽快到大医院治疗。于是老人家才找到王强。

王强都蒙了，奶奶将他一手带大，感情之深无以言表，奶奶突然生病，让他难以接受。但王强很快冷静下来，他要竭尽全力去救治奶奶。很快安排老人家住院了。做了全面的检查，还做了当下最先进的分子病理分型。

结果出来后，医生发现，老人家患的是右侧升结肠部位的未分化癌，伴有肝转移，右侧腹腔肠系膜可见淋巴结肿大，*KRAS* 检测野生型，微卫星不稳定，错配基因突变阳性。这堆文字对于非医学专业的人来说，如同天书。简单解释一下，王强奶奶患的是肠癌晚期，预后不好，治疗需要化疗，但幸运的是，老人的基因检测中，有一项结果非常好，"*KRAS* 检测野生型"！为什么呢？打个比方吧，这就好比锁和钥匙的关系！针对 *KRAS* 基因，应用非常精准、高效的靶向药物这把钥匙，就有可能将肿瘤封闭的大门一个个打开，协同化疗药物，将肿瘤杀死！

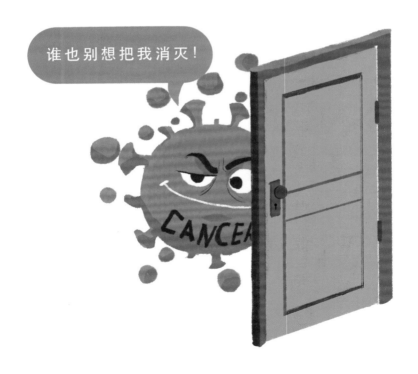

　　还有最重要的一点是，老人家的基因突变，可能遗传到下一代！于是医生建议在王强家族中，和老人家有血缘关系的人，最好都做一个特殊的基因检测，可以知道哪些人遗传了该突变的基因，因为有这个突变的基因，将来发生肠癌的概率比正常人高很多倍呢！

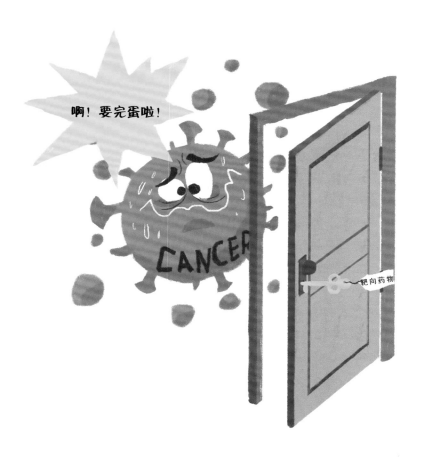

精准医学时代，医学的进步，给肿瘤患者带来了更精确的诊断结论、更有效的治疗方法、更长的生存时间、更好的生活质量，能更好地造福人类。相信在广大医务工作者和相关专业人士的通力合作下，医学必将飞速发展，攻克肿瘤希望不会久远。

遗传性大肠癌，最容易找到治病的"钥匙"

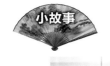

遗传性大肠癌之林奇综合征

大约在 100 多年前，美国病理学家斯科特·沃辛发现他的女裁缝闷闷不乐。于是斯科特·沃辛问她为什么不开心，这位女裁缝说她家的许多成员都得了肠道或女性生殖器官的肿瘤，她自己迟早也会得癌症。后来，这位女裁缝真的得了子宫内膜癌并去世。斯科特·沃辛将该家系称为癌易感家族，这是对林奇综合征的最早发现。

此后，学者们对这个疾病进行了大量研究，发现林奇综合征是常染色体显性遗传性疾病，在所有大肠癌患者中，有 5%~15% 的人，所患的是林奇综合征。

患了这个遗传病，得的不只是肠癌

林奇综合征，也称遗传性非息肉病性结直肠癌，是一种常染色体显性遗传病，由于 DNA 错配修复（*MMR*）系统相关基因的突变引起。

由于 *MMR* 系统的突变，还会导致子宫内膜癌的发生，对于患有林奇综合征的女性而言，终生发病风险为 30%~60%，比她们受到结直肠癌的威胁还大。

　　此外，有林奇综合征的人发生以下癌症的风险也会升高：泌尿道癌症、小肠癌、卵巢癌、胃癌、胰腺癌、胆管癌、脑癌和皮肤癌。

　　为什么林奇综合征的危害这么大呢？这主要是因为 DNA 错配修复（*MMR*）系统相关基因的突变引起。

　　人体的细胞在不断地分裂、增生、分化过程中，细胞中的遗传物质 DNA 也不断复制并传给子细胞。当 DNA 复制的过程出错时，子细胞就获得错误的遗传信息，带来疾病的隐患。这时，*MMR* 系统就会挺身而出。

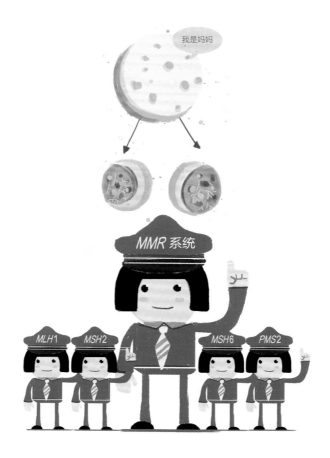

MMR 系统，即 DNA 错配修复系统，通俗地讲，类似于一个纠错"警察"。

当 DNA 复制出错时，*MLH*1、*MSH*2、*MSH*6、*PMS*2 这四个错配修复基因，就会站出来，对错误复制的 DNA 进行"纠错"。

但不幸的是，这四个基因也会出现遗传缺陷，导致纠错能力下降，使得 DNA 复制过程中出现的错误，会不断传给子代细胞并不断积累，最终启动子代细胞的癌变过程，人体就会患大肠癌、子宫内膜癌等林奇综合征相关性肿瘤。

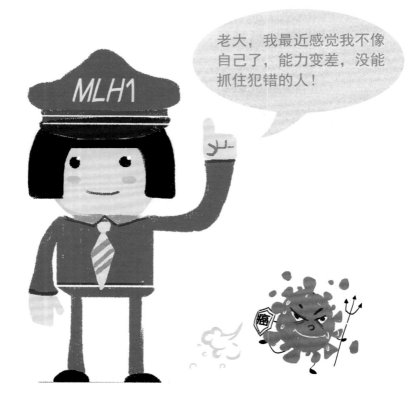

这四个基因自身发生变异，会各自引发不同的癌症风险。若携带不同的突变基因，对人有什么影响呢？

林奇综合征的诊断原本是结合病情、病史、家族史来进行的，但是灵敏度和特异性均不理想。

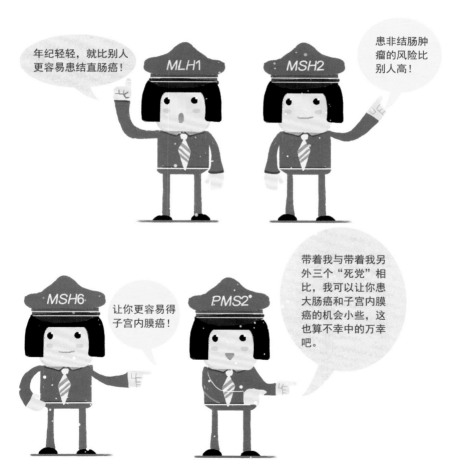

随着精准医学的理念及实践的深入，人们已认识到林奇综合征本质在于 *MLH*1、*MSH*2、*MSH*6、*PMS*2 四个基因的遗传缺陷，特别是基因检测手段的广泛使用，使得基因检测已成为林奇综合征诊断的金标准。

由美国多家癌症中心组成的癌症诊断治疗权威机构 NCCN 制定出林奇综合征基因的诊断指南。该指南强调，所有 70 岁以下新诊断的大肠癌患者，都要纳入林奇综合征基因筛查，若通过种种手段，仍不能排除基因缺陷的，就要筛查 *MLH*1、*MSH*2、*MSH*6、*PMS*2 这四个基因，看是否有突变。

通过基因筛查，可以给林奇综合征的家人建立"预警"，做好疾病的早预防、早诊断、早治疗，通过一个简单的检测就能让整个家族远离病症。

即使检查出错配修复基因缺陷，也不必陷入恐慌之中，只要做到有针对性地定期、全面的检查，采取必要的预防措施，避免林奇综合征的发生是完全可以的。

5 精准治疗，只认准肿瘤这个"敌人"

免疫治疗，强大体内的"卫士"

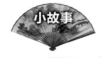

2012 年，美国小姑娘艾米丽不幸患上了白血病，治疗效果差，反复治疗仍然无效，在濒临无药可治的时候，医生建议用一种 CAR-T（嵌合抗原受体 T 细胞治疗）的技术。结果奇迹发生了！

小姑娘经过九死一生后，奇迹般地获得了新生，肿瘤完全消失！到了 2016 年，原本已经无药可治的小姑娘，依然健康地活着。他的家人和医生，以小姑娘的名字命名，成立了一个基金会，美国总统奥巴马还亲切的会见了小姑娘。

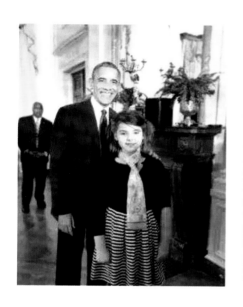
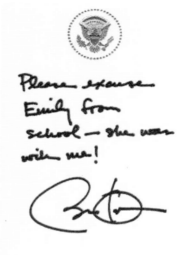

CAR-T（嵌合抗原受体 T 细胞治疗）有这么神奇？其实这是抗肿瘤治疗的一种方法，即免疫治疗。

免疫治疗并不是新的治疗手段，但自从在艾米丽身上发挥了神奇疗效后，免疫治疗火热起来了！曾有人断言：免疫治疗可能是唯一能治愈肿瘤的手段！是这样吗？似乎还为时过早啊！

什么是免疫治疗呢？打个比方，人体内有免疫系统，有很多的免疫细胞，这些细胞对于人体而言就像保卫国家的"卫士"一样，护卫着人体的安全。我们生活的环境，时刻有病毒、细菌、肿瘤等"外敌"入侵，

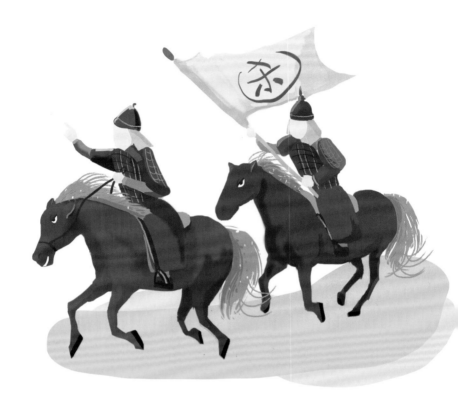

　　这些保护身体健康的"卫士"，会时刻监视着，一旦"外敌"入侵，将与"外敌"奋力搏斗，直至将其消灭。

　　可是，有些肿瘤细胞是非常狡猾的，它们"乔装改扮"后，人体的免疫细胞无法识别，肿瘤细胞由"外敌"变成卫士的"朋友"。是朋友当然不能驱赶了，于是这些肿瘤细胞在人体内得以自由生长了。这可怎么办？

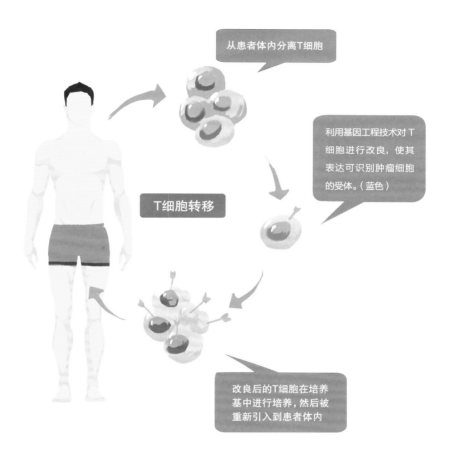

从患者体内分离T细胞

利用基因工程技术对 T 细胞进行改良，使其表达可识别肿瘤细胞的受体。（蓝色）

T细胞转移

改良后的T细胞在培养基中进行培养，然后被重新引入到患者体内

科学家们非常聪明，他们研究发现，肿瘤细胞即便再会伪装，仍会露出马脚。

肿瘤细胞表面带有一些特殊物质，这些物质有特异性，可以被医学手段检测出来，并且可以提供一些跟所患的肿瘤有关的信息。

CAR-T 就是利用基因工程技术，将人类的免疫细胞——T 细胞进行"修饰"，使 T 细胞表面表达能够识别特异性肿瘤细胞的特殊受体，并对"修饰"后的 T 细胞扩增千万倍至几亿倍，变成武器精良、效应强大、针对性极强的"卫士"。它们像戴了"透视镜"一样，能精确识别肿瘤细胞，一场激烈的战争就爆发了！这就是精准医学时代的免疫治疗。

理想情况下，抗肿瘤的精准免疫治疗，可以完全治愈肿瘤。但实际并不那么简单！目前免疫治疗也有很多种，比如过继免疫、肿瘤疫苗、溶瘤病毒、CAR-T 治疗（嵌合抗原受体 T 细胞治疗）、PD-1/PDL-1（程序性死亡受体 -1、程序性死亡配体 -1）、CTLA-4（细胞毒性 T 淋巴细胞抗原 4）等，它们的有效率并不很高，并且有些治疗手段，比如 CAR-T，副反应非常大，有些副作用甚至医生从来没见过。所以，免疫治疗虽然非常火，但是利用它抗肿瘤，达到很好的效果，则任重而道远！

放疗告别"机关枪扫射"，能精确打击肿瘤

放射治疗是利用直线加速器发出的放射线（X 射线或 Y 射线）对肿瘤的照射，来杀死肿瘤细胞。照射剂量越大，对肿瘤细胞的杀伤作用越强，但是由于肿瘤具有浸润性生长的特点，如何在准确增加肿瘤致死剂量的同时，减少正常组织的受照，减轻正常组织的损伤，成为医生和患者的共同追求。

长久以来，放射治疗在肿瘤的治疗中，往往处于"配角"地位，许多人罹患癌症后，首先想到的就是手术或化疗，或者由于惧怕放射治疗带来的不良反应，而延误了治疗。

殊不知，随着现代科学技术的发展，特别是随着螺旋断层放射治疗系统的出现，放射治疗已告别"机关枪扫射"般的模糊照射时代，有了"导弹部队"的功能，实现了立体化、精确打击肿瘤的目标。放射治疗已进入了对肿瘤的精确放疗时代。

传统放疗：不分好坏都受伤

传统的放射治疗技术，通过模拟机来确定肿瘤的大体范围，在皮肤上相应做好标记，由于设备条件所限，只能做成正方形、长方形等简

单规则照射区域，这就使肿瘤周边的很多正常组织连累进照射区域。此后，虽然出现了"三维适型"等照射，但限于设备等因素，仍存在肿瘤区域剂量不足、正常组织受照剂量高等缺点。

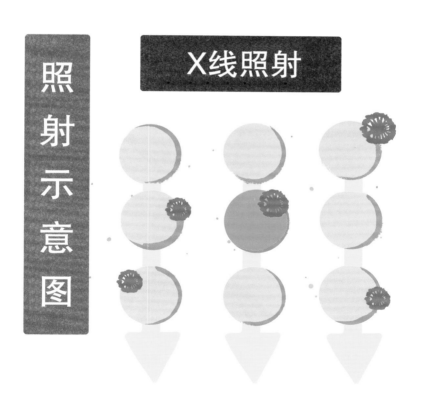

注：绿色代表正常组织，橙色代表癌细胞。

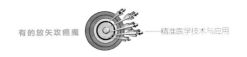

新型放疗：剂量精确、精准打击肿瘤

　　螺旋断层放射治疗系统（TOMO）的出现，则完美地实现了放射治疗从简单到复杂、从粗略到精准的跨越，它是医用直线加速器与螺旋CT 的完美结合。

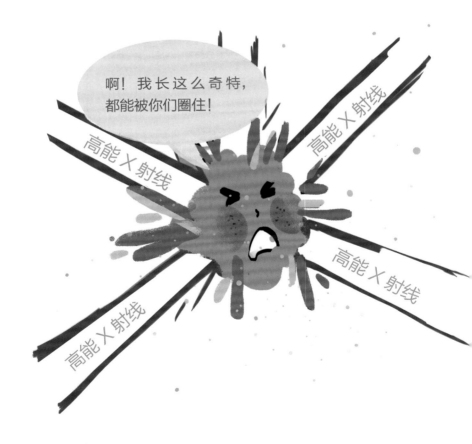

TOMO 是一种立体定向的放疗，射线可以变换各种角度，给肿瘤定位，让肿瘤逃不掉。不仅确定肿瘤部位更精确，平均受照射剂量也可被计算出来，还能严格控制着放疗每一环节的精度，代表了当前适型放疗所能达到的终极水平。它可以利用先进的影像引导技术，使剂量紧紧包裹肿瘤，同时保持肿瘤周围的重要器官与组织受到最少伤害，特别是针对一些全身多发、复杂、大面积、不规则肿瘤，都可以准确定位、定型，有"精确打击"效果，而不再受制于肿瘤的位置、形状因素。

与传统放射治疗相比，无论是在肿瘤的照射范围，还是肿瘤的位置，TOMO 都不受限制，既可以精确治疗直径为 0.6 cm 左右的小病灶，也能够对全身范围内多发性复杂肿瘤进行治疗，并且由于可以实现360° 范围内的多弧旋转，使原来传统照射半小时都无法完成的治疗在五六分钟内就能结束，消除了照射"死角"，减少了单一方向照射剂量，更加有效地提升肿瘤的照射剂量。

可以说，TOMO 全新的精确定位、精确计划、精确验证和精确治疗，可以让射线准确地瞄准肿瘤病灶，并且根据肿瘤的大小、形状设计照射范围，最大限度地减少射线对肿瘤附近正常组织的损伤，从而把放疗的副作用降到最低。它是一种"量瘤定制"的放疗，真正实现了针对每一个患者不同病情而实施的精准治疗。

减轻副作用，生活质量大大提高

55 岁的陈伯，前些日子发现鼻涕里有血，到医院进行了一番检查，最终被确诊为鼻咽癌。身为广州人的陈伯，知道放射治疗是公认的标准治疗方法，可是一想到曾经有同事，因为罹患鼻咽癌接受放射治疗后出现口干、吐字不清、张口困难、颈部僵硬等种种反应，陈伯就有些担心和犹豫。

有没有更好的治疗方法，既能控制肿瘤、又可以减少放疗引起的副作用呢？

　　陈伯来到了广州某三甲医院肿瘤放疗科。接诊的姜主任告诉陈伯，传统的放疗技术因不能适应肿瘤的形状，所以网撒得大，就怕放射线照不全，这样就难免伤及无辜，在照射时无法避免鼻咽肿物周围正常组织的损伤，所以即使肿瘤治愈了，患者的生活质量也会大受影响。

　　现在不同了，医院都实施精准放疗。精准放疗可以只认准癌细胞的据点，在治疗中不仅鼻咽肿物照射的剂量提高了，而且肿物周围正常组织的损伤也大大减轻了，使鼻咽癌患者出现不良反应的概率也大大下降。

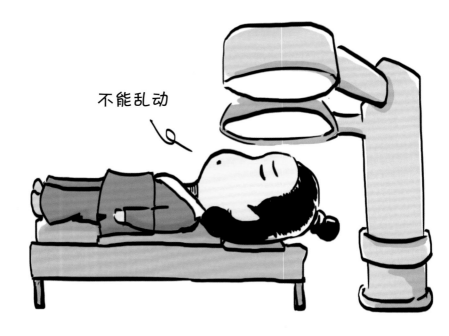

陈伯听从了医生的建议，接受了鼻咽部肿物的精准放疗，每天 10 分钟的照射几乎没有给他带来任何明显的不适。

由于精确放疗的精准和高度适型，很好地避免了射线对鼻咽周围正常组织的副作用，放疗后陈伯几乎没有出现明显的放射副反应，半年后，陈伯就又恢复了工作。

不仅要定位准，还应该能认出"真凶"

2015 年 6 月，在国际上享有盛誉的美国安德森肿瘤中心的张玉姣教授，报告了一项最新的研究成果，36 例确诊为 I 期非小细胞肺癌患者接受了立体定向放疗（即放疗组），与 22 例进行了肺叶切除术的 I 期非小细胞肺癌患者（即手术组）相比，放疗组和手术组 3 年总生存率分别为 95% 及 79%，放疗组的结果优于手术组，完全可与手术媲美，还可使患者免除手术开刀的痛苦。

张教授的研究成果正是"物理精准"放射治疗的优秀代表。

现在，放射治疗通过精准定位、精准计划及精准实施，已在物理层面上使放疗技术达到最大的精准度。也就是说，通过精准的放疗技术，可以使肿瘤得到很高剂量的照射，同时，对周围的正常组织也不会造成明显的损伤。

癌症转移，原来跟某个基因有关

但是，即使是同一种肿瘤，因为其生物学行为不一样，恶性程度不同，预后与发展也不一样，仍然有相当数量的患者在接受放疗后失败了，出现了肿瘤的复发与转移。

比如下面这个例子。

范某与刘某，差不多同时被诊断为局限期的右肺小细胞癌，因为都不适合做手术，所以接受了根治性的精确放疗。

两个人的治疗过程都很顺利，治疗后肿瘤均明显缩小，得到了控制。他们按照医生的要求定期复查，到现在已经有 1 年多了。在最近的一次复查中，范某的情况依然稳定，可是刘某却出现了肿瘤肝脏和脑的转移。

同样的疾病，同样的治疗方法，预后却是天壤之别，这是为什么呢？

医生对他们进行基因表达谱分析，发现刘某的基因出现了一种DNA 损伤检测酶（*PARP*–1）的表达，这种基因的表达很可能与肺癌转移相关。

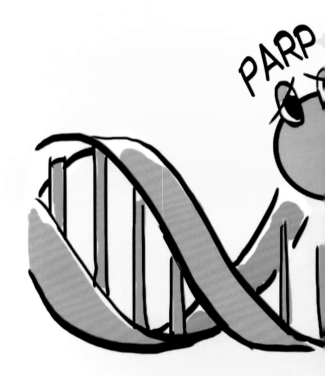

放疗也该考虑肿瘤的"基因特性"

　　看来，放射治疗已不能仅仅满足于做到"物理精准"，在此基础上，还要充分考虑到肿瘤组织代谢、增殖、基因变异等与放疗相关的生物学特性，避免无效治疗、治疗不足或治疗过度，进而达到个体化的"生物精准"。

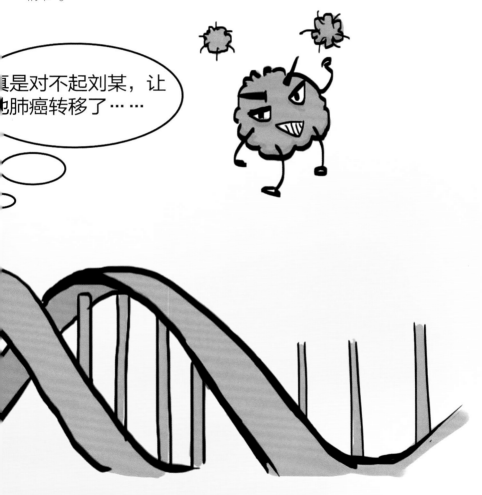

真是对不起刘某，让
他肺癌转移了……

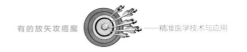

放疗还要考虑到肿瘤的这些因素——

个性化生物学特征

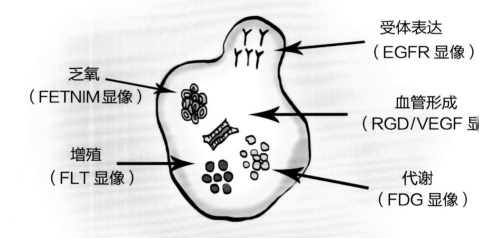

通过对这些影响因素的分析，可以区分出来哪些肿瘤患者转移的风险更高。对于远处转移风险低且对放疗敏感的患者，予以局部高剂量的

照射；而对于转移风险高的患者，更应该接受积极的化疗治疗，从而让合适的患者接受合适的治疗，而这也正是精准医学的精髓所在。

相信在不远的将来，在分子生物学指导下进行肿瘤个体化的放射精准治疗会成为肿瘤放疗发展的主流，放射治疗也将实现从"物理精准"到"生物精准"的跨越。

"定向爆破"打击肿瘤——质子重离子放疗

49 岁的患者张某因多年肝硬化，诱发肝癌。2015 年 6 月，作为上海市质子重离子医院（暨复旦大学附属肿瘤医院质子重离子中心）临床试验阶段遴选出的患者，他总共接受 4 次重离子（碳离子）治疗，放疗后半年时进行疗程评估，结论是：肝癌病灶完全消失，病情得到有效控制。

截至 2016 年 4 月，上海市质子重离子医院临床试验的 35 位患者结束放疗后，进行了 6 个月的随访与观察，结果显示：质子重离子技术放疗对肿瘤患者安全有效！

质子重离子"神"在哪？直接捣毁癌细胞的 DNA

那么，什么是质子重离子放疗呢？为什么有这么好的疗效呢？

对于肿瘤来说，放疗剂量越高，杀死肿瘤细胞就越快越彻底。但对于健康器官来说，效果恰恰相反，越高的放疗剂量，会带来越大的副作用。

肿瘤一般藏得很深，不靠近皮肤，而放疗是从体外照射，所以需要穿过层层关卡，才能对肿瘤起作用，而这些层层关卡中，就有健康的器官，这样健康器官就会受到一定剂量的损害。

质子和重离子都是微小的带电粒子，质子是指氢原子剥去电子后，带有正电荷的粒子，而重离子则是指碳、氖、硅等原子量较大的原子失去一个或几个电子后的粒子。经同步或回旋加速器加速后，成为穿透力非常强的电离放射线，以极快的速度进入人体，通过特殊形状的设备进

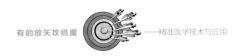
行引导，最终到达靶向治疗部位。

带正电的质子会吸引癌细胞原子中的电子。在生物辐射效应中，原子失去电子的过程就是"辐射游离"。由于发生游离的部位是癌细胞的双螺旋形 DNA，当双螺旋形上有大量的基因被破坏到无法修复的程度，癌细胞就被杀死了。

也就是说，"擒贼先擒王"，质子可以直接捣毁癌细胞的 DNA，掐

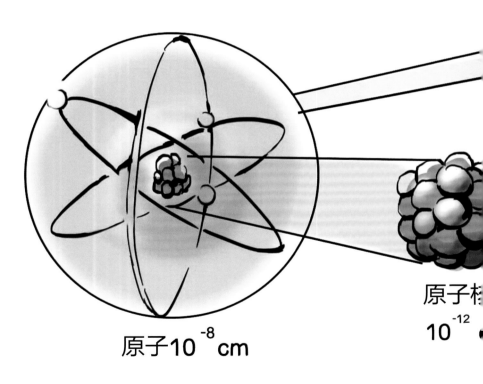

原子10^{-8}cm

原子核
10^{-12}

灭了能让癌细胞生长繁殖的大老板，所以，就可以控制住癌细胞，防止它再继续生长、繁殖、扩大地盘，危害人体健康。

肿瘤细胞想卷土重来？难！

放射治疗是运用放射线攻击肿瘤细胞，使肿瘤细胞失去活性，从而杀死肿瘤。但常规光子射线，如 X 射线对肿瘤细胞的破坏较轻，肿瘤细胞修复率较高。

而质子重离子射线能量更大，其中质子束可以打断肿瘤细胞的

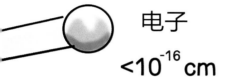

电子
$<10^{-16}$ cm

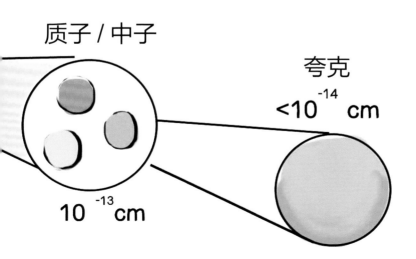

质子 / 中子

夸克
$<10^{-14}$ cm

10^{-13} cm

DNA 单链，使得肿瘤细胞修复困难。而重离子束能量更大，可以打断肿瘤细胞的 DNA 双链，使得被照射的肿瘤细胞彻底死亡，对于部分对光子或质子抗拒的肿瘤，有极好的疗效。重离子射线是针对这些肿瘤的一个有力工具。

定向爆破，不伤及无辜

常规放射治疗中，所用的 X 射线、γ 射线与电子射线，都在不同程度使被照肿瘤前后部的正常细胞受到伤害，剂量的有效利用率也低，不算是理想的治疗射线。

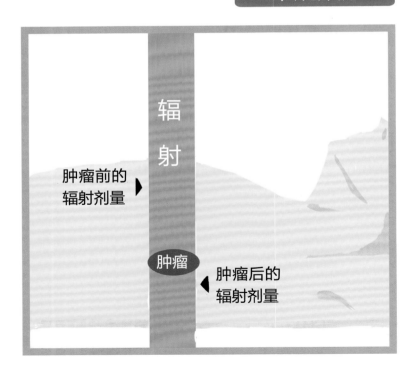

常规放疗

辐射

肿瘤前的
辐射剂量 ▶

肿瘤

◀ 肿瘤后的
辐射剂量

　　质子重离子治疗被誉为全球最顶尖的放射治疗技术，它能对肿瘤病灶进行强有力的射线"打击"，同时又能够避开正常组织。

　　质子重离子放疗极其精准，可以实现精准定位，使质子束拥有特定的能量和速度，精确到达体内特定位置的肿瘤。

　　质子进入人体后，它的能量衰减呈现出先慢后快上升形成一个峰值后又急速下降到零的特点，通常称此为"布拉格峰"。因此，在质子治疗时只要将峰值部分对准肿瘤病灶处，肿瘤处就受到最大的照射剂量，而肿瘤前端的正常组织细胞只受到 1/3 左右的峰值剂量，肿瘤后部的正

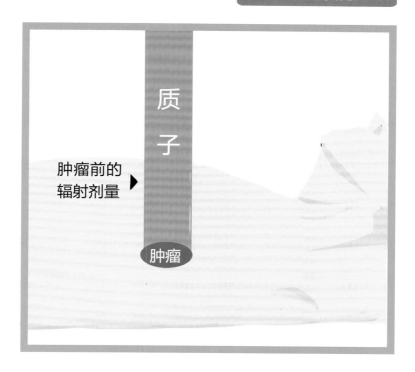

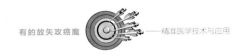
常细胞基本上不受到任何伤害。

而且，我们还可以通过调整放射粒子的初始能量，对高剂量能量释放峰的位置进行控制，只针对肿瘤组织，实现对人体正常组织更为有效的保护。

这样，不仅提高了肿瘤照射区域的剂量，提高了肿瘤的局控率，同时也大大减少了正常组织的受照，降低了不良反应。

此外，质子和重离子两种粒子的相对质量较大，射线也更为锐利。因此，也减少了肿瘤周边正常组织的照射剂量。

以上特点，使得质子重离子射线在放射物理学上相比于常规放射治

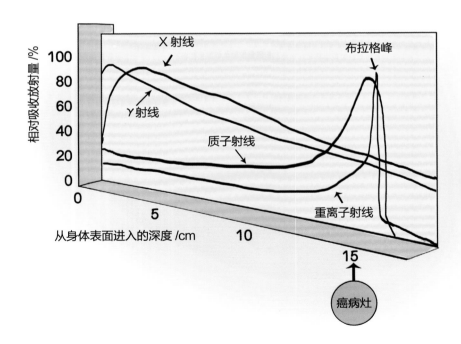

疗拥有更大的优势。能量集中，照射精确，基于这两点，质子重离子射线堪称打击肿瘤的"定向爆破"。

另外，由于儿童对放射线敏感性高于成人，传统的放射治疗会造成儿童肝脏、脊髓、卵巢或睾丸等重要器官的放射性损伤，质子治疗可以通过实施精确"立体定向点爆破"技术，使重要器官和组织免受损伤，从而解决了儿童患者放射治疗中的难题。

可以说，质子治疗具有对周围正常组织损伤小、剂量分布好、穿透性能强、局部剂量高、肿瘤组织损伤后再复发的概率小等优点。

质子治疗的优点

- 对周围正常组织损伤小
- 剂量分布好
- 穿透性能强
- 局部剂量高
- 肿瘤组织损伤后再复发的概率小

作为众多肿瘤治疗方法中的一种，质子重离子治疗也有其独特的适应证，也就是说，并非所有肿瘤都适合用这种技术。

据日本、德国和美国的临床经验显示，质子重离子放疗技术对头颈部癌症、脑恶性肿瘤、前列腺癌、软组织和骨肉瘤、脊索瘤、肺癌和肝癌等都有较好的疗效，甚至在某些肿瘤的治疗上已接近采用外科手术的疗效。由于这是一种无创伤治疗，所以年龄大、心肺功能差或不能耐受手术的患者也能获得根治性肿瘤治疗。

质子重离子放射治疗已在欧美及日本等发达国家开展，由于其设备昂贵，此前我国只在甘肃省兰州市中科院物理所拥有该项设备，可喜的是，随着精准医学理念的深入及国家层面的布局，上海市质子重离子医院也已经正式成立。今后将在多地建立质子重离子中心，包括广东省的广州、惠州、深圳等地。相信在不久的将来，随着质子重离子放疗的普遍开展，会为精准医学在肿瘤放疗的实践中提供更多更好的经验。

延伸阅读

广东省高发的鼻咽癌，可以用质子治疗

前面我们了解了质子治疗可以减少正常组织的照射剂量，拿广东省高发的鼻咽癌举例，目前常规的用 X 射线、γ 射线等光子射线的放疗剂量，会有多余的 25 Gy（戈瑞）的剂量照射到正常口腔，可是，我们在治疗鼻咽癌时，正常的口腔是完全不需要治疗的，所以这 25 Gy 只是增加副作用而对治疗没有任何好处。

那么，这多余的 25 Gy 照射到正常口腔的剂量，到底是什么意思呢？

如果用一般常见的牙科 X 线片来换算，25 Gy 照射到口腔的剂量，约等于拍摄 500 万张牙科 X 线片所受的照射剂量。

而就如前面所说，在治疗鼻咽癌时，正常的口腔是不需要治疗的，等于这 25 Gy 的剂量完全是多余的，根本就是可以不用接受的放射剂量。使用最新的强度调控质子治疗 (IMPT)，可以免去这些多余的放射剂量。

强度调控质子治疗可以降低正常组织不必要的放射剂量，患者可能的好处如下：

● 减少口腔的照射剂量，降低口腔溃疡、舌头破皮，减少嘴巴的疼痛；

● 减少喉咙的照射剂量，降低喉咙的疼痛发炎；

● 减少口腔、咽喉的疼痛，增加继续经口进食的机会，降低放置灌食管的不适；

● 减少舌头的照射剂量，降低味蕾的伤害，增加味觉的保留；

● 减少唾液腺的照射剂量，增加唾液的保留，降低口干的副作用；

● 增加唾液的保留，降低之后蛀牙的风险；

● 减少鼻腔的照射剂量，降低鼻腔黏膜破皮、流鼻血的风险；

● 减少鼻窦的照射剂量，降低之后发生鼻窦炎的不适；

●减少咽喉的照射剂量，降低对吞咽肌肉的伤害；

●减少甲状腺的照射剂量，降低之后甲状腺功能低下的风险；

●减少大脑、小脑及脑干的照射剂量，降低治疗中的疲惫；

●减少大脑、小脑及脑干的照射剂量，可能降低治疗中的恶心、呕吐等副作用；

●减少大脑的照射剂量，降低之后对脑部可能的伤害。

相较于目前常规的强度调控光子治疗（IMRT），可以降低对非治疗必要的正常组织（如口腔、鼻腔及脑部等）的放射剂量，减少患者因为治疗而产生的疼痛，进而提高患者的生活品质。

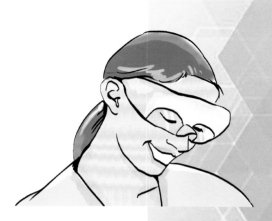

四 医护不分家，护理也更精准

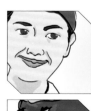

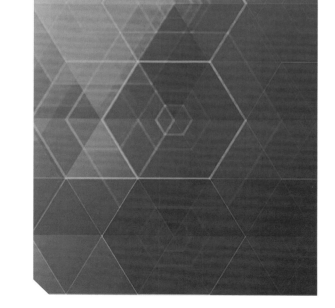

① 从"全"到"专"的精细护理

有专科医生，自然也有专科护士

"我和他同样是做这个手术，为什么你让他喝水，不让我喝水？"一位刚做完直肠癌根治术的患者在问他的护士。

"我吃了和她一样的止痛药，都是两颗，为什么我还是痛，她就没事了，是不是我的药不行，如果再吃多一点会不会上瘾？"一位晚期癌痛的患者质疑地问她的护士。

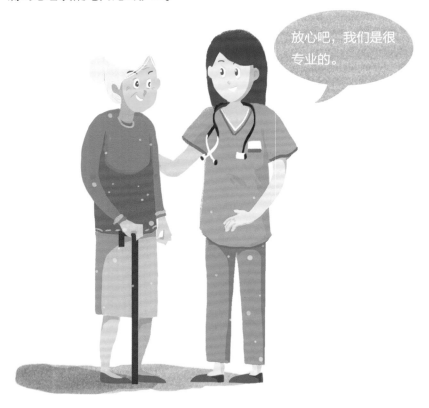

放心吧，我们是很专业的。

这些患者说错了吗？其实没有，这只是因为他们对疾病的知识缺乏导致误解，这有点类似于"盲人摸象"，各说各有理。

十个指头有长有短，即便是同卵双生的双胞胎个性也有差异，虽然我们可以根据基因检测的结果为患者制定精准的药物治疗方案，也可借助影像学的仪器设备做到精准的检测，但是仍然无法精准地预测每位患者接下来的病情变化。因为每个人都不一样，没有一个护士敢说，护理过完全相同的患者。因此这就需要护士具备极强的专业性，对患者进行综合评估，做到高级定制，有的放矢，成为专科护士。

专科护士要全程了解病情

那么关于"术后喝水时间"这个简单的问题，在很长的一段时间里，护士的回答是"问医生"或者是"等你放屁了再说"，显而易见，要是现在的护士还这么对你说，估计你心里肯定嘀咕着，"还是得靠医生了，这护士根本就不行。"

但是，我们的专科护士却能让大家刮目相看。在喝水这个问题上，护士会告诉你为什么不能，因为她会在医生手术后与医生共同来制订治疗计划，评估喝水时机。

评估的内容第一个是喝下去后水所到之处能否承受，即胃肠道功能；第二个是水怎么喝下去，包括意识是否清楚，吞咽功能，呛咳反射，怎样提供水，谁提供水等。

虽然是很简单的两个问题，换到不同的患者身上，却能演绎出各种不同的方案，因此要求护士必须了解患者术中的情况，如出血、麻醉方式等；知道如何进行胃肠道功能评估，而不是简单问一句"是否已放屁"，必须拿听诊器听肠鸣音，且能区分不同部位肠鸣音的节奏、大小、音调，不同的肠鸣音所代表的胃肠道恢复情况不同；专科护士还要知道如何进行吞咽功能的评估。这些都必须要求护士能够在对患者有全面的了解后，并有足够的知识及知识驾驭能力才能制订计划，这就是专科护士利用专业知识对患者进行专科高级制定的一部分。

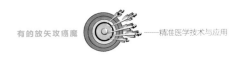

用药的高级制定，护士来定

关于疼痛问题，相信大家都知道要用止痛药，但是很多患者及家属对止痛药有一种莫名的误解，有的认为是药三分毒，不能多吃，痛得厉害才吃，结果止痛效果不好；有的认为药越吃越多，会不会以后离不开了，便自行停药，默默忍受疼痛，生活质量明显下降。这样的误解令患者对止痛药望而却步。特别是对需要服用大剂量止痛药的晚期癌痛患者，更需要专科高级制定。怎样服用止痛药物既能解除患者疼痛，提高生活质量，又能减少疼痛治疗的毒副反应，还能免除患者对止痛药的误解，这些都要依赖疼痛专科护士对疼痛患者进行一系列的评估后的专科高级制定，才能使护理措施更加精准。

不是所有的护士都能成为这样的高级护理制定者，她们必须要知道

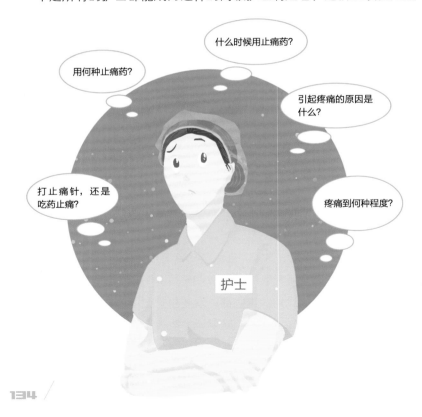

疼痛产生的原因，是癌症本身引起的疼痛，还是转移或压迫引起的，或者是神经源性的疼痛。对患者疼痛的评估，需要选择合适的疼痛评估工具在合适的时机来进行，并且还需要让患者及家属共同来参与。还要选择疼痛治疗的方式，是选择打针、吃药还是药贴治疗等，以及止痛药物的种类及选用的时机，要能够密切地观察止痛药物的毒副反应等。

从这里可以看出，护士不再是简单的"打针，发药，生活护理"，而是建立护理特有的专业内涵，成为对各个疾病精准击破的"美女狙击手"。这样的专科护士是指在某一特定护理专科领域，如老年、癌症、伤口、失禁、透析、器官移植等领域，具有熟练的护理技术和知识，并完成了专科护士所要求的教育课程学习（硕士、博士课程），而被认定合格的护士。因此专科护士绝不是一毕业就能成为的，也不是想考就能考的，而是需要一个较长的积累过程，是一个从"全"到"专"，从"泛"到"精"的过程，需要护士在日常工作中不断地提高自己。

1900 年美国首次提出了专科护理的概念，除直接护理工作外，还起咨询和指导作用，其权威地位得到社会和专业认可。在我国，目前仍属于起步阶段，但随着对外开放的不断发展，广东省卫生和计划生育委员会与香港相关部门联合开展的专科护士培养计划开创了国内专科护士培养的先河，为全国各地的专科护士培养提供了范本。

❷ 护理技术也越来越"高大上"

小故事

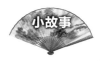

找血管不再困难，先进仪器定位血管"快狠准"

一位急需输液的小朋友，护士却无法下手，原因是其父亲强烈拒绝输液，了解后才知道，原来是小孩在一岁半的时候，这位父亲曾亲眼见到护士将小朋友摁住，小朋友哭的撕心裂肺，护士大汗淋漓地扎了两三针，才终于在脑袋上将输液针头扎好了，这样一种经历给他留下了非常深的心理阴影。

不光患者或其家属担心，有时护士也会郁闷，"哎呀，怎么办呀，我要给一非常难打针的患者打针"，什么是"非常难打针的患者"呢？是护士技术不过硬吗？

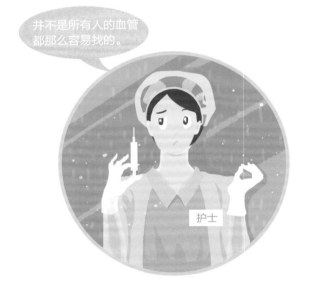

其实不是，因为不同患者，静脉有粗细、深浅不同，其难度不定，如肥胖的，皮肤深色，水肿的，烧伤的，还有一些小宝宝，就是很难找到血管，即使护士有一双"神手"，也会一筹莫展。

如果护士能像有"透视眼"一样，直观地看到患者血管，就能"一针见血"。

戴上透视眼镜，血管清晰可见

3D 电影中的场面让人身临其境，非常真实，其实这种真实感不仅只出现在 3D 电影中，也开始指导我们的医疗，犹如"手术室的 3D 大片"。

随着数字可视化时代的到来，护士也可以有一对可"看穿"皮肤的智能医学透视眼镜，直接看到静脉。

美国加州伊凡娜医疗（Evena Medical）2013 年推出了一款 Eye-on 智能医学眼镜，被誉为世界上第一个"实时血管成像的可穿戴系统"。该眼镜赋予使用者 X 射线的超级视力，通过近红外可视化技术让护士透过皮肤识别患者的静脉血管，选择所需要的最佳血管，对很难找到血管的婴儿和小朋友，非常有用。

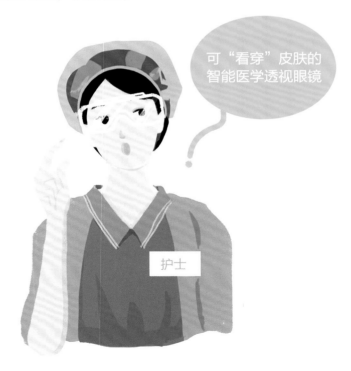

Eye-on 智能眼镜能够像谷歌眼镜一样佩戴，携带也很便携。这款眼镜集成了具有自主知识产权的 3D 成像以及无线传输技术，可提供实时的、成像清晰的血管图像。除此之外，还可以对看到的患者血管影像进行存储，完成患者在院期间的核查和记录。同时还具备远程传输的功能，可以方便地进行图像的共享查阅；还可以与医院原有的电子诊疗体系实现无缝连接。

照一照，血管自己浮现出来

除了"透视眼"，还可以让静脉直接"浮现"在眼前，比如静脉位置可视化仪器、投影式红外血管显像仪等，这样可以正确、快速、准确进行穿刺。

静脉位置可视化仪器

该仪器是利用对人体无损害的特殊光源，照射难以用肉眼裸视直接看见脚背、手背、头皮静脉的患者或群体的相关静脉部位，让静脉清晰地呈现在医护人员面前，从而帮助医护人员快速准确地发现静脉血管。

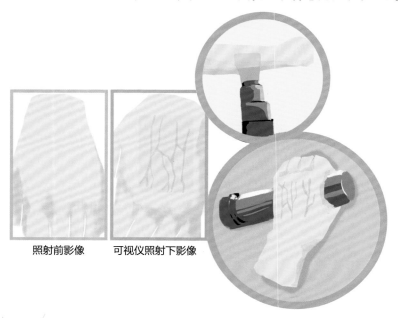

照射前影像　　可视仪照射下影像

这款静脉位置可视化仪器是由日本某仪器公司推出，早在 2011 年 6 月就已在"MEDTEC JAPAN2011"上成功亮相的影像系统。该系统是由美国得州仪器 DLP（digital light processing，光数字处理）装置、红外线摄像头和红外光 LED 等构成。

向手臂照射红外光 LED，并利用红外线摄像头拍摄所照射的部位，即可确认静脉，并利用 DLP 使该影像投影到手臂上，静脉存在的位置上浮现静脉的影像。特别是对在黑暗的环境下，需要进行紧急静脉穿刺注射以挽救生命的急救，这款设备就能派上大用场了。

国内也有类似的投射式红外血管显像仪，2013 年 9 月，由中国科学院西安光学精密机械研究所与中科微光医疗器械技术有限公司共同研制，获得国家药监局批准，已正式推向市场。

小知识

你知道什么是 PICC、CVC 吗？

PICC

1929 年德国外科医师 Forssmann 从自己手臂的前肘窝处静脉，置入了一条 4Fr 的输尿导管，成为世界上第一条经外周静脉置入中心静脉导管（peripherally inserted central catheter，PICC）。20 世纪 70 年代被重新引进临床使用，20 世纪 80 年代，在国外用于新生儿重症监护室（neonatal intensive care unit，NICU）和中长期输液治疗的家庭护理患者中，20 世纪 90 年代引入中国，广泛用于肿瘤患者和术后肠外营养的患者。

CVC

中心静脉置管（central venous catheter，CVC）是经过皮肤直

接自颈内静脉、锁骨下静脉、股静脉等进行穿刺，沿血管走向直至腔静脉的插管。

延 伸 阅 读

　　塞丁格技术也称微插管鞘技术（modified seldinger technique，MST），是经皮穿刺并用导丝交换方式置入各种导管的技术。该技术于1953年由瑞典一位名叫塞丁格（Seldinger）的放射科医师发明。改良塞丁格技术是将原塞丁格技术中单一功能的扩张器改变为扩张器和插管鞘组件，便于从外周血管置入插管鞘送入PICC，从而提高PICC成功率。超声引导下的改良塞丁格技术能够更好地清晰定位，特别是对血管条件差或肉眼看不见血管的患者，可以进一步提高PICC置管成功率，减少组织损伤及术后并发症的发生。

五 探索与展望

自从奥巴马提出"精准医学计划",精准医学浪潮已经席卷全球。精准医学必须利用人体遗传信息的异常,来指导对疾病的预防、诊断、治疗。

所以,基因测序是精准医学的基础,也是精准医学的入口。

从肺癌的治疗历史来看,基因技术的飞速发展,大大加快药物研发速度,也推动靶向治疗、免疫治疗的飞速发展。基因测序给肿瘤治疗带来的益处也明显可见。

数据显示,如果携带驱动基因肺癌患者接受靶向治疗,患者的生存中位数可以达到 3.49 年,比没有靶向治疗的患者中位生存期提高了1 年多,比没有驱动基因的患者中位生存期延长 1.5 年。精准医学也使 EGFR 突变型肺癌患者逐渐成为临床可控的疾病。

精准医学未来的发展,会给人们带来不小的益处。第一,进一步提高治疗的有效性。第二,进一步降低不必要的药物的副作用。第三,进一步节约医疗的费用。

通过基因测序技术可以预测未来可能会患有哪些疾病,从而更好地预防;一旦患上了某种疾病,可以进行早期诊断;诊断后用药的靶向性也更强,患者将得到最合适的治疗和药物,并在最佳剂量和最小副作用,以及最精准用药时间的前提下用药。疾病的护理和预后效果也将得到准确的评估和指导。

但是也要正视现实,虽然有不少患者可以通过基因检测找到解释肿瘤恶变的相关突变,但因为能用的药物有限,也就是能查出病因,可是没有药来治,这对患者来说,成了空欢喜一场。

所以,医生和患者对基因检测都要有个正确的态度。

必须要考虑到基因检测出来,有没有药物可以做治疗。肺癌专家,广东省人民医院吴一龙教授就曾表态:如果没有办法做治疗,检测出来又有什么用呢?已经发现 10 个基因可以导致肺癌,而这 10 个基因里面大概有四五个基因是可以找到治疗药物的,这个时候我们就可以通过基因检测检测出来。可是，如果能够检测 500 个基因，但是只有 1 个有用，那检测那 400 多个干什么呢？

"我坚决反对用遗传学基因检测来当算命先生。"这也是吴一龙教授在 2015 年"健康中国 2030·精准医疗互动研讨会"上表达的观点。

检测出病因，可是没药治。这个现状，在未来可能会被打破。

蛋白质组已经在已有的抗癌药物中，体现了它的作用。将来，还会有新的蛋白作为疾病标记物被发现，新的蛋白作为医药产品将不断涌现。

目前，蛋白质组学成功接棒人类基因组工程学，成为 21 世纪乃至下个世纪最热门的研究领域之一。除治疗疾病以外，对维护健康、保持良好机能状态会有很大的帮助。医药市场上维护健康、改善功能的药品，也许比治疗疾病的药物更加火爆、更加热销。

在预防疾病方面，蛋白质组已经有了进步。

美国斯坦福大学的研究表明，检测蛋白质水平，可以预测 6 年内，是否会患有阿尔茨海默病，也就是老年痴呆症。相比基因检测的未来可能会患有老年痴呆，蛋白质组已经给出了相对明确的答案，"你 6 年内，会患有老年痴呆症。"这给人们早预防疾病争取了宽裕的时间。